Kerstin Schwarz

Rückbildungs-gymnastik

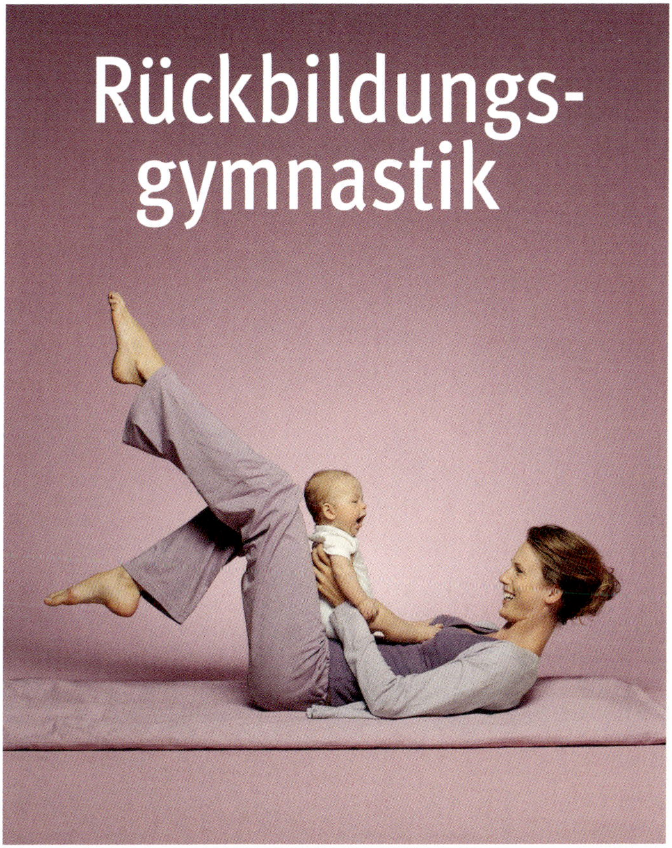

RÜCKBILDUNG – EFFEKTIV UND NACHHALTIG

TRAINING FÜR BECKENBODEN UND BAUCH

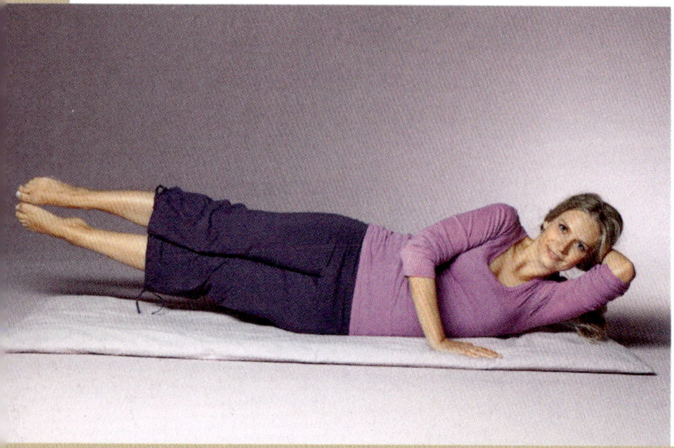

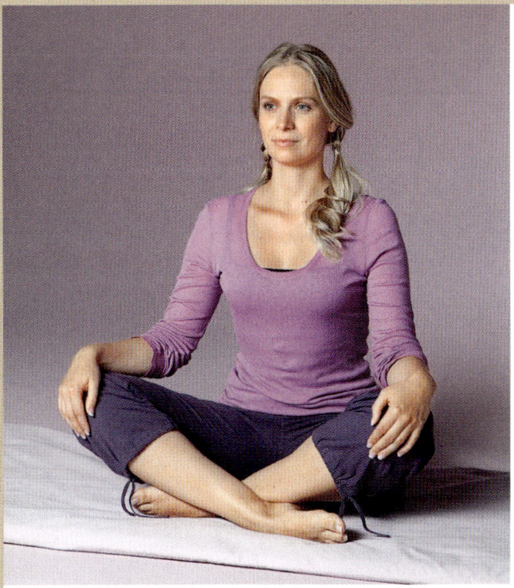

WORKOUT FÜR DEN GANZEN KÖRPER

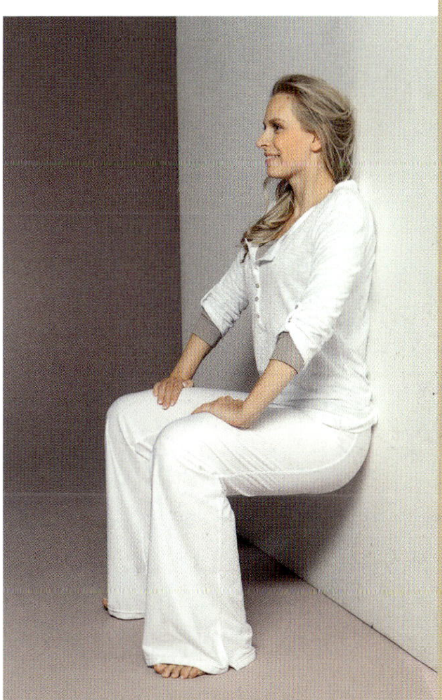

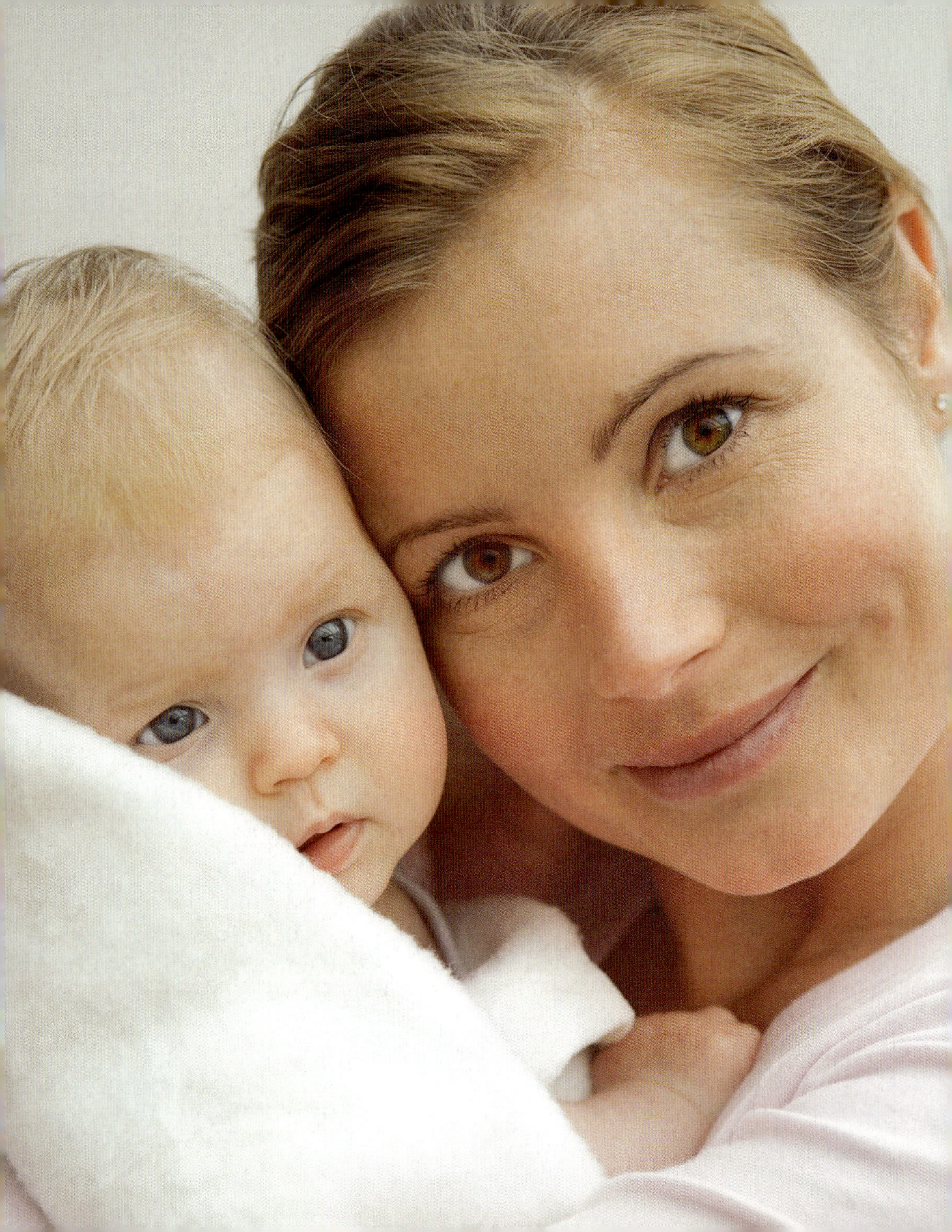

RÜCKBILDUNG – EFFEKTIV UND NACHHALTIG

Nach einer Geburt ist erst einmal nichts mehr, wie es war. Nicht nur, dass Sie nun in erster Linie Mutter sind, auch Ihre Muskulatur ist aus dem Lot geraten. Unterstützen Sie die natürlichen Mechanismen Ihres Körpers in den kommenden Monaten auf dem Weg zurück zu Ihrer Figur mit dosierten und gezielten Übungen.

ENDLICH MAMA!

Neun Monate haben Sie sich auf eines der größten Ereignisse Ihres Lebens vorbereitet, haben fleißig Gymnastik und Atemübungen durchgeführt, den Damm massiert und den Bauch gecremt. Nun ist das Baby da – und Ihr Körper muss sich wieder umstellen.

In den ersten Tagen, wenn Sie mit Ihrem Baby zu Hause sind, strömt viel Neues auf Sie ein. An allererster Stelle steht natürlich Ihr Baby. Ihre eigenen Bedürfnisse werden Sie zunächst einmal weit hinten anstellen. Dennoch, lassen Sie sich in dieser Zeit so viel Arbeit wie möglich abnehmen, konzentrieren Sie sich ganz auf Ihre kleine Familie. Hören Sie auf Ihr Gefühl und überfordern Sie sich nicht! Seien Sie sicher, niemand ist in dieser Zeit so wichtig für Ihr Baby wie Sie! Sie haben neun Monate Schwerstarbeit geleistet – ganz abgesehen von der Geburt – und brauchen jetzt genügend Zeit zur Erholung.

DIE ZEIT DER RÜCKBILDUNG

Erfahrungsgemäß dauert es etwa vier bis sechs Wochen, bis sich das Leben mit Ihrem Kind etwas eingependelt hat. Das trifft sich gut. Denn dann ist der Zeitpunkt gekommen, zu dem Sie – im Anschluss an die Wochenbettgymnastik (siehe ab Seite 22) – mit der Rückbildungsgymnastik starten dürfen. Aber was bedeutet eigentlich Rückbildung? Was genau bildet sich zurück und was passiert nach der Geburt mit Ihrem Körper?

Was in Ihrem Körper jetzt vor sich geht

Unmittelbar nach der Ausstoßung der Plazenta, des Mutterkuchens, beginnt bereits die Rückbildung. Die in der Plazenta gebildeten Hormone, wie zum Beispiel Östrogen oder Progesteron, fallen blitzartig ab. Dies bewirkt in der Hypophyse (Hirnanhangdrüse) die Bildung von zwei Botenstoffen, die jetzt benötigt werden: Es handelt sich zum einen um das Hormon Prolaktin, das zuständig ist für die Milchbildung, zum anderen um das Hormon Oxytocin, das die Nachwehen fördert und für den Milchfluss sorgt.

Aufgrund der neuen Hormonsituation werden nun die folgenden Veränderungen im Körper eingeleitet:

- **Rückbildung der Gebärmutter:** Die Gebärmutter verkleinert sich innerhalb von etwa zwölf Tagen durch Kontraktionen der Muskulatur und Muskelzellabbau wieder auf Normalgröße.
- **Rückbildung des Bandapparates:** Das Haltesystem der Gebärmutter, bestehend aus verschiedenen Aufhängevorrichtungen, braucht einige Monate Zeit, um sich zu regenerieren.
- **Rückbildung der Beckenboden- und Bauchmuskulatur sowie der bindegewebigen Strukturen:** Die Rückbildungsdauer ist in starkem Maß abhängig vom Geburtsgewicht des Kindes, vom Geburtsverlauf, von der Festigkeit des Bindegewebes und dem Trainingszustand der Muskulatur. Nicht zuletzt spielen auch die genetischen Veranlagungen, die von Frau zu Frau sehr unterschiedlich sein können, eine Rolle. Vielleicht tröstet Sie ja der bekannte Spruch: »Ein Kind kommt neun Monate und geht neun Monate.«
- **Hautbild:** Die Haut, die sich vor allem am Bauch anfänglich wie eine zu groß gewordene Hülle anfühlt, zieht sich langsam wieder zusammen. Auch die Braunverfärbungen im Gesicht, an den Brustwarzen oder an der Mittellinie des Bauches bilden sich zurück. Die eventuell entstandenen Schwangerschaftsstreifen (Striae gravidarum) verändern ihre Farbe von bläulich zu silbrig oder perlmutt.
- **Wochenfluss (Lochialfluss):** Die Uteruswunde, die Haftstelle der Plazenta, blutet noch einige Wochen, wobei das Wundsekret sich im Verlauf des Wochenbettes von rein blutig über blutig-bräunlich zu grauweiß-schleimig verändert. Nach ungefähr sechs Wochen sollte der Wochenfluss

MÖGLICHE KOMPLIKATIONEN

Leider kann es auch in der Phase der Rückbildung immer wieder zu Komplikationen kommen. Bitte sprechen Sie mit Ihrem Arzt oder der betreuenden Hebamme, wenn folgende Situationen auftreten:

- Schmerzen im Unterbauch
- Plötzlich auftretendes Fieber
- Verhältnismäßig starke Blutungen
- Wundheilungsstörungen im Dammbereich
- Inkontinenz (Unfähigkeit, Urin oder Stuhl zu halten)
- Hämorrhoidalschmerzen
- Brustentzündung
- Schmerzen im Beckenring (Scham- oder Steißbein)
- Verzögerte Rückbildung der Gebärmutter
- Extremer Babyblues
- Thromboembolitische Komplikationen (Venenentzündung, Blutpropfbildung)

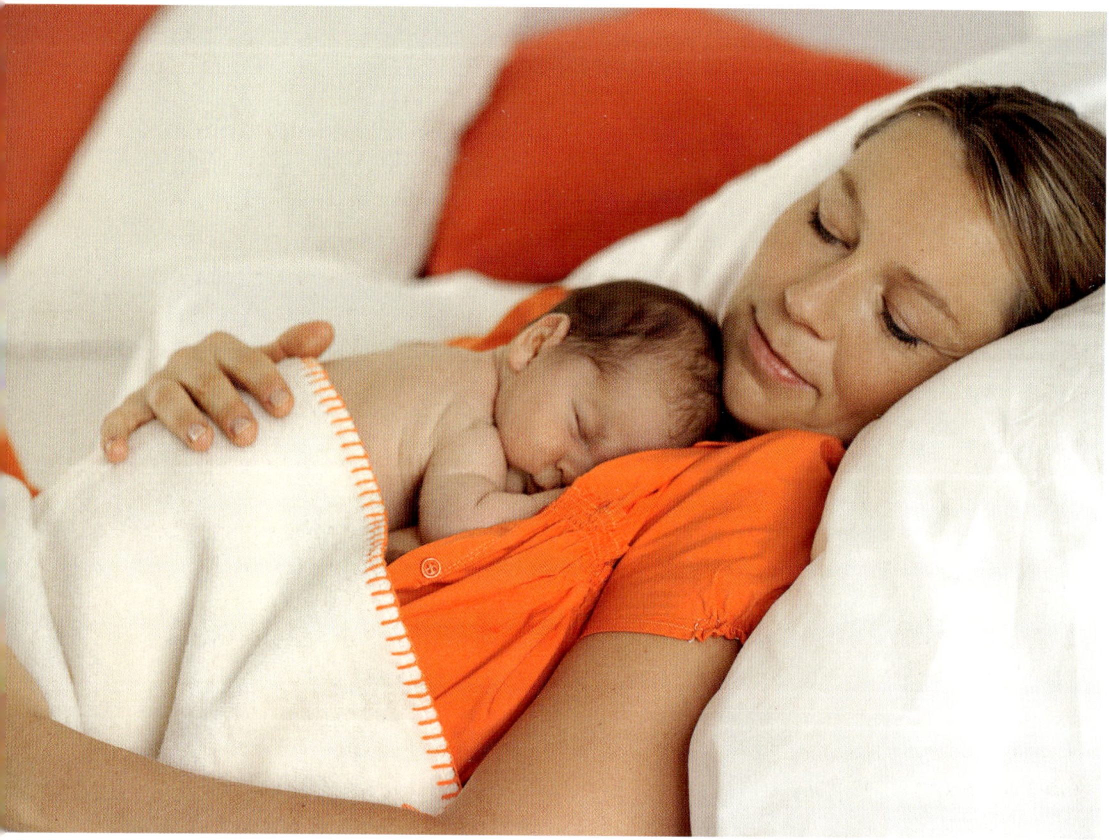

Nach den Strapazen der Geburt sollten Sie sich genügend Ruhe und Erholung gönnen.

versiegt sein. Menge, Farbe und Geruch sind dabei ein guter Indikator für die Heilung der Gebärmutter. In diesen sechs Wochen sollte wegen der Infektionsgefahr durch die offene Wunde auf Geschlechtsverkehr verzichtet werden. Auch ein Besuch im öffentlichen Schwimmbad sollte vorerst noch unterbleiben.

- **Milchbildung (Laktation):** Schon in der Schwangerschaft begann die Brust sich umzubilden und ist nun gerüstet für das nächste kleine Wunder. Hormonelle Vorgänge sorgen neben dem regelmäßigen Anlegen des Neugeborenen spätestens nach 48 Stunden für den sogenannten Milcheinschuss. Das Stillen spielt sich mit der Zeit ein, sodass Nachfrage und Angebot im direkten Zusammenhang stehen.
- **Körpergewicht:** Nachdem Sie mit der Geburt Ihres Babys etwa sechs Kilo verloren haben, erfolgt nun ein weiterer Gewichtsverlust durch vermehrte Wasserausschei-

dung über die Harnmenge und heftiges Schwitzen. Dadurch werden schwangerschaftsbedingte Wassereinlagerungen abgebaut.

- **Babyblues:** Die ausgeprägte Hormonumstellung führt bei manchen Frauen zu den sogenannten Heultagen. Diese sind beim ersten Kind etwas ausgeprägter und auch umso extremer, je heißersehnter das Baby ist. In der Regel gehen diese Stimmungsschwankungen bald vorbei.

LASSEN SIE IHREM KÖRPER ZEIT

All diese Rückbildungsprozesse und die Milchbildung laufen zum Glück automatisch ab, kosten aber trotzdem viel Kraft. Daneben müssen sich auch die Darm- und Blasenfunktion anpassen, das Herz-Kreislauf-System stellt sich um und die Atmung kann durch den Zwerchfellhochstand, der möglicherweise durch den Verdrängungsprozess während der Schwangerschaft aufgetreten ist, eingeschränkt sein.

Generell fühlen sich viele Frauen in den ersten Wochen nach der Geburt nicht so richtig wohl in Ihrem Körper. Der »Babyspeck« sitzt hartnäckig auf den Hüften, die Haut am Bauch wirkt einige Nummern zu groß, das Becken und der Rumpf sind breiter geworden, die Brüste sind schwer und groß, der Po und die Oberschenkel wirken fülliger und die Schwangerschaftshormone lassen das gesamte Gewebe zu weich erscheinen.

Doch keine Panik – das ist alles normal! Viele Veränderungen bilden sich mit der Zeit von ganz allein zurück. Sie sollten nur wissen, wie Sie die Prozesse in dieser sensiblen Phase unterstützen und fördern können.

Antworten dazu finden Sie in diesem Buch, das Sie durch die nächsten Wochen und Monate begleiten soll. Verfolgen Sie gespannt die Veränderungen Ihres Körpers, die Wiederherstellung einer starken Basis und einer schlanken Silhouette. Finden Sie zu einer Figur, die besser und leistungsfähiger ist als jemals zuvor!

DAS WOCHENBETT

Die natürlichen Vorgänge der Rückbildung sind ein wahres Wunderwerk der Natur. Unterstützen Sie Ihren Körper in den ersten Wochen so gut es geht, indem Sie auf sich achten und Hilfe annehmen. Nicht umsonst nennt man die Zeit nach einer Geburt das »Wochenbett«. Dieser Begriff geht auf die Zeit zurück, in der eine Frau nach einer Geburt eine Woche Bettruhe einhalten sollte. Heute bezeichnet er den Zeitraum der ersten sechs Wochen nach der Entbindung.

WISSENSWERTES ZUR ANATOMIE

Das Programm der Rückbildungsgymnastik ist nach einem ganz bestimmten Schema aufgebaut. Um diesen Aufbau zu verstehen, ist es wichtig, dass Sie sich zunächst ein wenig mit der Lage und Funktion der Beckenboden- und Rumpfmuskulatur beschäftigen.

Mit einem angepassten Herz-Kreislauf-Training und den ersten zarten Übungen, die Sie im Praxisteil dieses Buches (siehe ab Seite 21) finden, dürfen Sie schon kurz nach der Geburt beginnen. Nach vier bis sechs Wochen kann das Workout beginnen – vorausgesetzt, eventuelle Geburtsverletzungen wie Risse im Gewebe oder ein Dammschnitt sind so weit abgeheilt, dass Sie keine Beschwerden mehr haben. Das gilt auch, wenn Sie mit einem Kaiserschnitt entbunden haben. Um Folgeschäden wie Gebärmutter- oder Blasensenkung zu vermeiden, ist es unabdingbar, zuerst das Fundament Beckenboden zu stabilisieren. Ist der Beckenboden wieder stark und belastbar, geht es an den flachen Bauch und die schlanke Taille.
In diesem Kapitel (siehe ab Seite 13) werden Sie die einzelnen Muskelpartien mit ihren Aufgaben noch genauer kennenlernen: die Schlankmacher und die Stabilisatoren, das Fundament sowie das äußere Kleid.

DER BECKENBODEN BILDET DIE BASIS

Trichterförmig und horizontal im knöchernen Becken eingebettet liegt unsichtbar unsere Beckenbodenmuskulatur. Dieses elastische Geflecht aus Muskelplatten und Haltesträngen trägt die Blase, die Gebärmutter und den Darm und schließt den Bauchraum nach unten ab. Der Beckenboden ist als »Lustmuskel« mitverantwortlich für unsere Empfindungen beim Sex und hat außerdem eine Durchlassfunktion für Urin und Stuhl. In der Schwangerschaft trägt diese Muskulatur das Baby und lässt es – in der Regel nach 40 Schwangerschaftswochen – hindurchtreten. Ist der Beckenboden geschwächt, können unter Umständen die Ausscheidungen nicht kontrolliert werden oder es kommt zu Senkungen der Organe. Auch die Empfindungsfähigkeit beim Geschlechtsverkehr ist herabgesetzt.

Die Geburt eines Babys beziehungsweise der Durchtritt des kindlichen Köpfchens ist ein entscheidender Moment für den weiteren Zustand dieses Muskelgeflechts. Die Muskelfasern des Beckenbodens werden beim Durchtreten des Köpfchens maximal überdehnt und müssen deshalb danach gezielt gekräftigt werden.

TRAININGSPAUSE!

Wenn eine Geburt sehr schnell verläuft, das Köpfchen des Kindes verhältnismäßig groß ist oder Hilfsmittel wie Geburtszange oder Saugglocke eingesetzt werden müssen, kann es zu Verletzungen und Rissen im Damm- und Muskelbereich kommen und es wird ein Dammschnitt vorgenommen. Sicher können Sie sich vorstellen, wie wichtig die vollständige Ausheilung der Beckenbodenmuskulatur ist, bevor Sie sie wieder trainieren. Ein Fußballer mit einer Muskelzerrung geht auch erst nach einigen Wochen wieder aufs Spielfeld. Zu frühe Belastung in diesem geschwächten Zustand, zum Beispiel durch Joggen oder unkontrolliertes Gerätetraining im Fitnesscenter, kann eine Senkung der Gebärmutter, des Darms, des Scheidengewölbes oder der Harnblase sowie Harninkontinenz nach sich ziehen!

Übrigens sollten Sie Ihren Beckenboden auch nach einer Kaiserschnittgeburt trainieren, denn schon während der Schwangerschaft hat er maximale Tragearbeit geleistet.

DIE BECKENBODEN-MUSKULATUR

Die Beckenbodenmuskulatur liegt verborgen im Zentrum Ihres Körpers. Das heißt, Sie können Anspannung zwar spüren, aber nicht sehen und die dabei eingesetzte Kraft – mal abgesehen vom Feedback über elektronische Messgeräte – kaum einschätzen. Sie müssen auch erst einmal eine Vorstellung davon entwickeln, wie eine Übung richtig ausgeführt wird. Deshalb ist es wichtig, die Strukturen des Beckens und seiner Muskulatur kennenzulernen und dann – Schritt für Schritt – die einzelnen Schichten anzuspannen. Wenn Sie die Beckenbodenbasis, die »Pelvic Floor Basics«, erst mal beherrschen, ist alles andere kein Problem!

Insgesamt wird der Beckenbodenmuskel, der sich zwischen dem Schambein und dem Steißbein sowie zwischen unseren Sitzbeinhöckern befindet, in drei Schichten eingeteilt:

- **Untere Schicht:** Die Schließmuskel- und Schwellkörperschicht setzt sich zusammen aus dem äußeren Afterschließmuskel (Musculus sphincter ani externus), dem

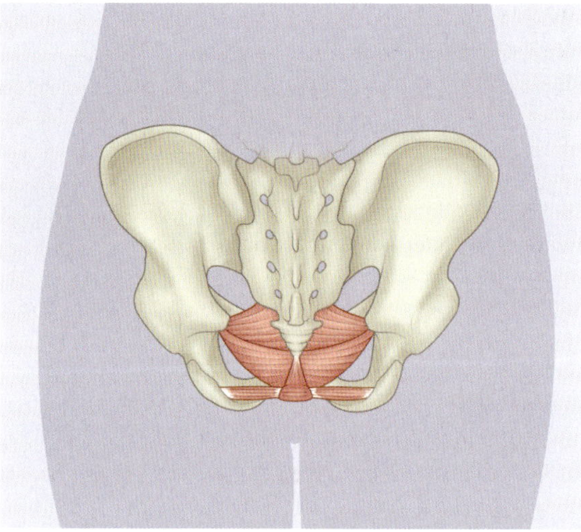

Die drei Schichten des Beckenbodens bilden zusammen eine feste Basis.

Vorhof-Schwellkörpermuskel (Musculus bulbospongiosus), dem Sitzbein-Schwellkörpermuskel (Musculus ischiocavernosus) und dem Harnröhrenschließmuskel (Musculus sphincter urethrae).

- **Mittlere Schicht:** Die mittlere Beckenbodenmuskelschicht ist die horizontale Muskel- und Bindegewebsplatte zwischen den Sitz- und Schambeinästen, bestehend aus tiefem und oberflächlichem Dammmuskel (Musculi transversus perinei profundus und superficialis).
- **Obere innere Schicht:** Die innere Beckenbodenmuskelschicht ist eine trichterförmig angeordnete, große Muskelplatte (Musculus levator ani), die sich aus drei Anteilen zusammensetzt und sich vom Schambein über eine Linie des knöchernen Beckens zum Kreuz- und Steißbein zieht.

Wie Sie die einzelnen Muskelschichten entdecken, erspüren und trainieren können, erfahren Sie ab Seite 26. Freuen Sie sich auf ein neues Körpergefühl, eine schlanke Linie und einen knackigen Po, indem Sie Ihre Muskeln langsam von innen nach außen aufbauen. Entwickeln Sie ein neues Lebensgefühl – als Mutter und als Frau!

DIE BAUCHMUSKULATUR

Dieses wundervolle, köcherartig aufgebaute Netz aus schrägen, quer verlaufenden und geraden oberflächlichen und tiefen Muskeln hat viele Aufgaben. Es stabilisiert und entlastet die Wirbelsäule, es organisiert die Bewegungen des Rumpfes und des Beckens, es unterstützt die Atmung und die Bauchpresse (siehe Seite 15) und es beeinflusst nicht zuletzt Ihr äußeres Erscheinungsbild. Dabei arbeiten diese Muskeln natürlich überwiegend im Verbund mit anderen Muskelgruppen, wie zum Beispiel den Rücken- und Gesäßmuskeln, dem Zwerchfell oder dem Beckenboden. Im Folgenden erhalten Sie einen Überblick über die einzelnen Muskelpartien und ihre jeweilige Funktion.

Die seitlichen und tiefen Schlankmacher

Neben vielen wichtigen Aufgaben formen diese Muskeln unseren Rumpf und bestimmen die Figur von Bauch und Taille. Vereinfacht wird in diesem Buch von den schrägen und den tiefen Bauchmuskeln gesprochen.

- **Äußerer schräger Bauchmuskel** (Musculus obliquus externus abdominis): Er entspringt von der fünften bis zwölften Rippe und zieht mittig zur Linea alba (weiße Linie) und zum Darmbein am knöchernen Becken. Er bildet das vordere Blatt der Rectusscheide. Dieser Muskel ermöglicht bei einseitiger Anspannung die Seitneigung sowie die Drehung zur gegenüberliegenden Seite. Arbeitet er beidseitig, kann er den Rumpf beugen oder das Becken heben. Auch für die Bauchpresse und die Ausatmung ist dieser Muskel wichtig.
- **Innerer schräger Bauchmuskel** (Musculus obliquus internus abdominis): Seine Fasern laufen von unten außen – vom Beckenkamm – nach oben innen zur Rectusscheide und zum unteren Rand der zehnten bis zwölften Rippe. Sie kreuzen sich im Winkel von 90 Grad mit den Fasern des äußeren schrägen Bauchmuskels. Der Muskel neigt und rotiert den Rumpf einseitig zur gleichen Seite. Beidseitig angespannt beugt er den Rumpf und hebt das Becken. Außerdem hilft er wie der äußere schräge Bauchmuskel bei der Bauchpresse und der Ausatmung.
- **Querverlaufender Bauchmuskel** (Musculus transversus abdominis): Dieser breite Muskel liegt ganz in der Tiefe des Bauches und kleidet die gesamte innere Bauchwand aus. Er entspringt von den Innenflächen der Rippenknorpel, der unteren Brustwirbelsäule sowie der Lendenwirbelsäule, außerdem vom Beckenkamm bis zum Schambein und zieht paarig querverlaufend zur Mitte des Bauches vorne. Er rotiert den Rumpf einseitig zur gleichen Seite und ist verantwortlich für das Zusammenpressen des Bauches und das Absenken der Rippen.

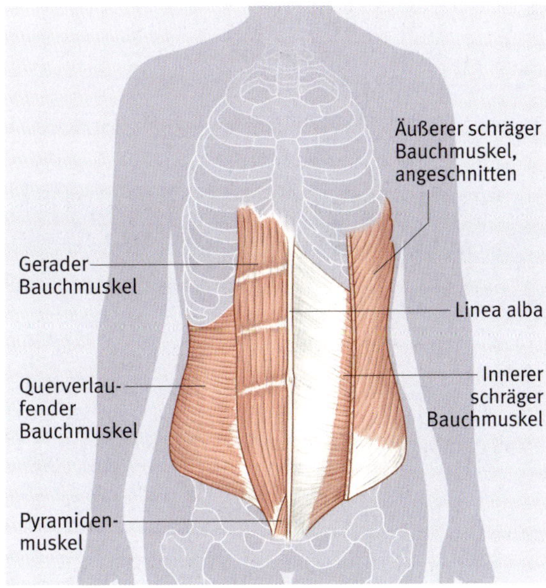

Die schematische Übersicht zeigt die oberflächlichen und tiefer liegenden Bauchmuskeln. Diese sind jeweils auf beiden Körperhälften vorhanden.

Das oberflächliche Kleid

- **Gerader Bauchmuskel** (Musculus rectus abdominis): Dieser wohl bekannteste Bauchmuskel prägt die vordere Bauchwand. Seinen Ursprung hat dieser paarig angelegte Muskel an der Vorderfläche der unteren Rippen und an der Brustbeinspitze. Er zieht in zwei Bahnen bis zum Schambein hinunter.
  Drei bis vier Zwischensehnen unterteilen diesen Muskel, sodass sich bei gut ausgebildeter Muskulatur ein sogenannter Waschbrettbauch oder ein Six-Pack entwickeln kann. In der Mitte dieser beiden Musculi rectus abdominis befindet sich als Mittellinie die Linea alba als Bindegewebsnaht des Bauches. Ein Auseinanderweichen der beiden Muskeln im Bereich der Linea alba, die während einer Schwangerschaft besonders stark gedehnt werden, wird als Rectusdiastase (siehe unten) bezeichnet.
  Der gerade Bauchmuskel sorgt dafür, dass der Brustkorb in Richtung Beine gezogen und der Rumpf dadurch gebeugt wird. Bei fixiertem Oberkörper wird andererseits der vordere Beckenrand angehoben. Der gerade Bauchmuskel ist außerdem sehr wichtig für die Bauchpresse (siehe Seite 15) und für die Ausatmung.
- **Pyramidenmuskel** (Musculus pyramidalis): Auch dieser kleine Muskel ist paarig angelegt und läuft wie eine Pyramide geformt vom Schambein direkt in die Rectusscheide. Er spannt vor allem den unteren Bauch und arbeitet gut mit der Beckenbodenmuskulatur zusammen.

RECTUSDIASTASE

Das Auseinanderweichen der beiden geraden Bauchmuskeln während der Schwangerschaft (Rectusdiastase) ist nach der Geburt im Bereich des Bauchnabels gut tastbar. Am besten legen Sie sich auf den Rücken. Dann bohren Sie Ihre Finger etwas ober- oder unterhalb des Bauchnabels quer mittig in den Muskel und heben den Kopf etwas an. Der von oben nach unten verlaufende Spalt in der Mittellinie kann bis zu zwei Querfinger breit sein, da der Bauch in der Schwangerschaft vor allem die beiden geraden Bauchmuskeln sehr gedehnt hat. Dieser Spalt ist normal, sollte sich jedoch in den kommenden Monaten weitgehend zurückbilden. Bei starkem Druck allerdings kann sich durch diese Schwachstelle in der Bauchwand eine sogenannte Bruchpforte bilden. Es kann zu einer Hernie, einer Ausstülpung des Bauchfells, kommen. In der Rückbildungsgymnastik sollten Sie auf diese Schwachstelle achten und anfangs strikt darauf verzichten, nur den geraden Bauchmuskel zu trainieren!

In einer Schwangerschaft müssen sich die Bauchmuskeln innerhalb kürzester Zeit maximal dehnen, um Platz zu schaffen für das wachsende Baby. Gleichzeitig muss die Muskulatur des Rückens und des Bauches maximale Haltearbeit gegen die Schwerkraft leisten. Und während der Austreibungsphase muss die Bauchmuskulatur über die Bauchpresse helfen, Ihr Baby herauszuschieben. Gut also, wenn Sie schon vor und auch während der Schwangerschaft – natürlich angepasst – Bauch- und Rückenmuskulatur trainiert haben!

RÜCKBILDUNG AUS MEDIZINISCHER SICHT

Für die meisten Mütter steht bei der Rückbildung natürlich die kosmetische Seite im Vordergrund: Fit und schlank zu werden wie vor der Schwangerschaft ist das Ziel. Verständlich, denn wer denkt schon mit dreißig an die Folgen eines schwachen Beckenbodens oder einer unzureichenden Bauchmuskulatur?
Medizinisch betrachtet stellen sich die Ziele der Rückbildungsgymnastik anders dar: Bildet sich die Bauchmuskulatur nach einer Schwangerschaft nur schlecht zurück und bleibt die Rectusdiastase bestehen, so kommt es aufgrund dieser Schwäche zunehmend zu Haltungsfehlern im unteren Rücken und vor allem im Beckenbereich. Die Stellung des Beckens ist jedoch außerordentlich wichtig für das gesamte Gefüge unseres Körpers. Knochen, Bänder und Gelenke werden resultierend aus dieser Beckenfehlstellung unangemessen belastet und überanstrengt und die Organe verlagern sich. Auf Dauer führt das sich daraus ergebende Ungleichgewicht der Muskulatur zu weiteren Dysfunktionen und vor allem zu diversen Schmerzsyndromen. Unklare Rücken- und Hüftschmerzen, aber auch Nackenschmerzen sind unter anderem die Folge. Die Beckenbodenmuskulatur ist kaum in der Lage, funktionell zu arbeiten; auch wird sie zunehmend geschwächt. Sogar das Zwerchfell leidet – mit unangenehmen Folgen für die Atmung.
Außerdem kann eine mangelhafte Heilung beziehungsweise Wiederherstellung der Beckenbodenmuskulatur im Laufe der Jahre, spätestens aber mit Eintritt der Wechseljahre, zu Senkungsbeschwerden von Blase, Scheide, Gebärmutter und Enddarm führen. Unangenehmes Druckgefühl nach unten, Kreuzschmerzen, Schmerzen beim Geschlechtsverkehr und Inkontinenz können die Folge sein. Dagegen ist ein starker Beckenboden der Garant für sicheres Auftreten und eine positive Ausstrahlung.
Nutzen Sie also das Angebot der Rückbildungsgymnastik und trainieren Sie mit Freude und dem Gefühl, nachhaltig nicht nur Ihrer Figur, sondern auch Ihrer Gesundheit etwas Gutes zu tun.

BALD KANN ES LOSGEHEN

Sicher können Sie es kaum erwarten, nun endlich mit den Übungen anzufangen. Doch denken Sie bitte daran, dass Ihr Körper nach den Strapazen der Geburt Erholung braucht. Gönnen Sie ihm die Zeit und lassen Sie die Muskelfasern in Ruhe heilen.

In den ersten Tagen steht die Rückbildung der Gebärmutter an erster Stelle. Diese wird auf besondere Weise durch die Hormonausschüttung gesteuert. Wahrscheinlich haben Sie beim Stillen schon gemerkt, wie sich das Anlegen Ihres Babys direkt – und nicht immer angenehm – auf die Nachwehen auswirkt. Die Nachwehen bewirken ein Zusammenziehen der Gebärmutter und werden von Geburt zu Geburt immer stärker, manchmal auch schmerzhafter. Aber begrüßen Sie die Nachwehen trotzdem. Sie helfen Ihnen, indem sie, wie gesagt, die Rückbildung beeinflussen. Schließlich muss die Gebärmutter unmittelbar nach der Geburt ihre Größe von circa 20 Zentimeter auf Faustgröße und ihr Gewicht von 1 Kilo auf 70 Gramm reduzieren. Wenn die Schmerzen während einer Nachwehe sehr stark sind, versuchen Sie, sie wie bei einer Geburtswehe zu veratmen, darin haben Sie ja inzwischen Übung!

Durch Aufstehen und leichte Bewegung fördern Sie die Rückbildung. Prüfen Sie zwischendurch nach: Ab dem 10. bis 14. Tag nach der Geburt sollte die Gebärmutter über dem Schambein nicht mehr tastbar sein. Auch Ihr Arzt oder die Hebamme sollten die Rückbildung regelmäßig kontrollieren. Sie können die Rückbildung allerdings durch Lagerung forcieren, indem Sie sich zum Beispiel mit einem festgewickelten Handtuch unter dem Unterbauch mal für eine Viertelstunde in Bauchlage begeben.

DREI KRITISCHE TAGE

Bitte beachten Sie: In den ersten drei Tagen nach der Geburt sollten Sie den Beckenbodenmuskel willentlich nicht anspannen. Denn die Heilungsphase der Muskelfasern ist im vollen Gang und könnte empfindlich gestört werden! Versuchen Sie außerdem, regelmäßige Ruhezeiten einzuhalten. Und stehen Sie aus der Liegeposition immer über die Seite auf, das entlastet den Beckenboden zusätzlich.

SCHONEN SIE IHREN KÖRPER

Bitte versuchen Sie, in der Zeit nach der Geburt nichts Schweres zu heben. Natürlich ist es nahezu unmöglich, wenn schon ein älteres Geschwisterkind auf seine Mama wartet. Aber stellen Sie sich Ihre Basis Beckenboden wie ein ausgeleiertes Netz vor, das selbst bei geringer Belastung reißen kann, und vermeiden Sie alle schweren körperlichen Arbeiten, soweit sie sich umgehen lassen! Ausnahmsweise sind Sie in der frühen Wochenbettzeit eben doch die »schwache Frau«. Und das bleiben Sie für mindestens sechs Wochen nach der Geburt – um sich später ein langes Leben lang gestärkt und gesund wieder allen Belastungen zu stellen!
Ist Ihr Kind mit einem Kaiserschnitt zur Welt gekommen, so gelten für Sie natürlich etwas andere Bedingungen. In erster Linie wird Ihnen die Narbe zu schaffen machen. Versuchen Sie trotzdem, möglichst viel aufzustehen und sich zu bewegen, um einer Thrombose vorzubeugen. Eine Physiotherapeutin oder Ihre Hebamme wird Ihnen in den ersten Tagen zeigen, wie Sie möglichst schmerzfrei über die Seite aufstehen können. Wenn Sie husten, niesen oder lachen müssen, fixieren Sie die Narbe mit einem festen Händedruck, eventuell mit einem Handtuch. Wichtig ist, dass das Gewebe rund um die Narbe elastisch bleibt: Cremen und massieren Sie Ihren Bauch, wenn die Fäden gezogen sind und die Wundheilung das zulässt, und zwar immer in Richtung Narbe.
Für den Start mit der Rückbildungsgymnastik nach etwa sechs Wochen gibt es dann keine Einschränkungen mehr, sofern die Narbe gut verheilt ist und Ihr Arzt das Okay gibt. Auch nach einem Kaiserschnitt ist Beckenbodengymnastik wichtig. Unter Umständen verläuft die Rückbildung des Unterbauches, bedingt durch die Narbe, etwas schleppender. Aber haben Sie Geduld und trainieren Sie anfänglich nur die tiefen unteren und schrägen Bauchmuskeln in Verbindung mit dem Pyramidenmuskel (siehe Seite 14).

EIN KURS IST DURCH NICHTS ZU ERSETZEN

Natürlich kann dieses Buch keinen Rückbildungsgymnastikkurs bei einer Physiotherapeutin oder Hebamme ersetzen. Diese kontrolliert, ob Sie Ihre Übungen richtig ausführen, und kann Ihnen wertvolle Hinweise und Ratschläge geben. Außerdem ist der Austausch mit anderen jungen Müttern in dieser Zeit besonders wichtig. Und gemeinsam in der Gruppe macht es Ihnen sicher auch mehr Spaß. Doch nutzen Sie dieses Buch als hilfreiche Ergänzung.

IHR PERSÖNLICHES TRAININGSPROGRAMM

Im folgenden Kapitel finden Sie als Erstes Anregungen, Übungen und Tipps für die Wochenbettzeit, also die ersten sechs Wochen nach der Geburt (siehe Seite 9). Ab der vierten bis sechsten Woche dürfen Sie mit der Rückbildungsgymnastik starten, vorausgesetzt, alles ist so weit in Ordnung. Die entsprechenden Übungen finden Sie ab Seite 22. Bitte achten Sie dabei auf Ihren Körper sowie die Atmung und überfordern Sie sich nicht. Die Übungen sind gegliedert nach der betreffenden Muskulatur und dem Schwierigkeitsgrad. Für das Training brauchen Sie nur bequeme Kleidung, eine weiche Unterlage, etwas Zeit und einen CD-Spieler.

Wenn Sie mit der CD trainieren, sollten Sie auf jeden Fall mit den ersten zwei Programmen starten. Erst wenn Sie diese Übungen ohne Probleme durchführen können, sind Sie bereit für die nächste und danach die übernächste Einheit. Ideal ist ein Training zwei- bis dreimal pro Woche.

Ganz toll wäre es außerdem, wenn Sie regelmäßig eine Trainingsrunde für Ihr Herz-Kreislauf-System an der frischen Luft einplanen. Das kann ein flotter Spaziergang mit dem Kinderwagen oder eine Walking-Runde sein – Hauptsache, der Puls kommt in Schwung! Übrigens ist es nie zu spät, mit den Übungen anzufangen. Auch wenn Ihr Kind vielleicht schon zwei, fünf oder zehn Jahre alt ist, die Übungen machen immer Sinn.

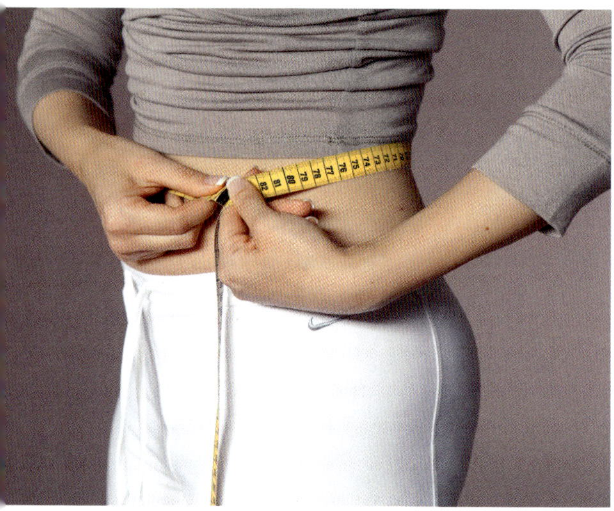

Haben Sie Geduld: Ihr Körper braucht Zeit, um zu seiner früheren Form zurückzufinden.

Ein Blick auf die Waage

Mit dem Gewicht nach der Geburt ist es so eine Sache. Fünf bis zehn zusätzliche Kilo zeigt die Waage in der Regel an, oft sogar noch mehr. Aber trösten Sie sich, die Natur hat das mit Bedacht so eingerichtet: Sie brauchen die Reserven für die zuweilen recht anstrengenden Tage und Nächte mit Ihrem Baby. Und auch wenn sich diese Reserven zunächst als ziemlich hartnäckig erweisen, im Laufe der nächsten Monate werden sie bei vernünftiger Ernährung und ausreichender Bewegung all-

mählich schrumpfen beziehungsweise in Muskulatur umgewandelt werden.
Deshalb: Seien Sie nicht zu streng mit sich, auch wenn Sie finden, Sie müssten dringend abnehmen. Verzichten Sie bitte auf eine Diät, die Sie in dieser Zeit nur unnötig Kraft kostet. Ernähren Sie sich ausgewogen und trinken Sie möglichst viel Wasser oder andere gesunde Durstlöscher. Eine Trinkmenge von täglich mindestens zwei Litern regt den Stoffwechsel sowie die Verdauung an, fördert den Zellaufbau und ist wichtig für die Nährstofftransporte. Wie wäre es außerdem, wenn Sie, anstatt auf die Waage zu schielen, lieber Ihre Umfänge messen? Hier sehen Sie viel eher Erfolge. Messen Sie mit einem Maßband jeweils Ihren Umfang in Höhe der Taille, der Hüften und der Oberschenkel. Notieren Sie sich das Ergebnis und wiederholen Sie die Messung alle vier Wochen. Wiegen Sie sich in dieser Zeit höchstens einmal pro Woche, wenn Ihnen diese Kontrolle wichtig ist, besser aber noch seltener – einmal alle vier Wochen genügt.

ZURÜCK ZUR FRÜHEREN FIGUR

Oft sind die Teilnehmerinnen in meinen Rückbildungskursen enttäuscht, wenn sich der Trainingseffekt nicht sofort auf der Waage niederschlägt. Trotzdem verändert sich die Figur: Vor allem die Taille verjüngt sich und das Gewebe wird straffer. Muskulatur wiegt nun einmal mehr als Fettgewebe und verbraucht glücklicherweise auch mehr Energie. Also dranbleiben! Ganz besonders merken Sie den Erfolg in der Zeit des Abstillens: Durch das Ausschleichen der Hormone festigt sich Ihr Körper endgültig.

Und wie geht es weiter?

Ihr Baby ist mittlerweile vielleicht ein halbes Jahr alt oder auch älter, Sie haben abgestillt und überlegen, wie Sie sich weiter fit halten können. Möglicherweise wollen Sie allmählich Ihren alten Sport wieder aufnehmen. Das können Sie natürlich, vorausgesetzt, Sie haben Ihren Körper und Ihre Beckenbodenbasis wieder voll im Griff!
Falls Sie sich noch unsicher darüber sind, machen Sie einfach folgenden Test: Versuchen Sie, mit voller Blase und gegrätschten Beinen zu hüpfen! Wenn Sie diesen Härtetest trocken überstehen, dann nichts wie los!
Achten Sie allerdings bei jedem Sport darauf, Ihren Beckenboden mit einzusetzen, egal, ob Sie reiten oder joggen, im Fitnesscenter trainieren oder im Sportverein Handball spielen. Vergessen Sie nie Ihr Fundament, holen Sie immer wieder mal Ihre Übungs-CD hervor. Die Übungen sind auch jetzt nicht passé. Im Gegenteil, sie eignen sich bestens als Prävention gegen Blasenschwäche und Senkungsbeschwerden, egal in welchem Alter!

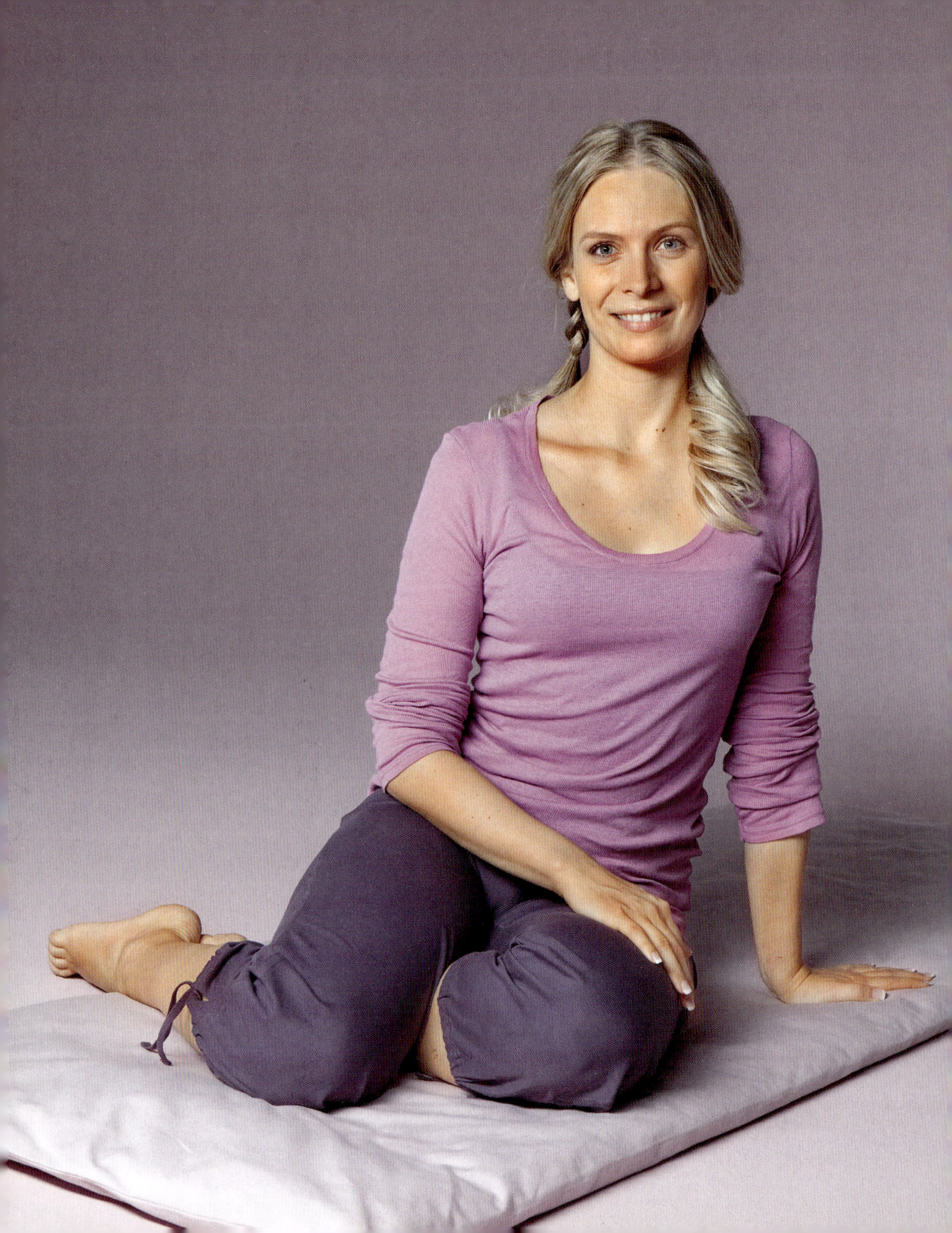

TRAINING FÜR BECKENBODEN UND BAUCH

Mit den Übungen in diesem Kapitel können Sie optimal die Rückbildung der durch Schwangerschaft und Geburt gedehnten und geschwächten Beckenboden- und Bauchmuskulatur unterstützen. Beginnen Sie langsam mit dem Beckenboden und den leichteren Bauchmuskelübungen und steigern Sie von Tag zu Tag, von Woche zu Woche die Belastung.

DIE ERSTEN WOCHEN NACH DER GEBURT

Das folgende Programm ist speziell für die ersten vier bis sechs Wochen vorgesehen. Alle Übungen kommen ohne Druck auf den Beckenboden aus, sodass der Heilungsprozess der Basis nicht gestört wird. Bitte übertreiben Sie es trotzdem nicht, einige Minuten täglich reichen vollauf. Das Wochenbett ist anstrengend genug.

Rippenpresse

WIRKUNG
• Fördert die Rückbildung von Rippenhochstand nach einer Schwangerschaft, bei der das Kind sehr hoch lag

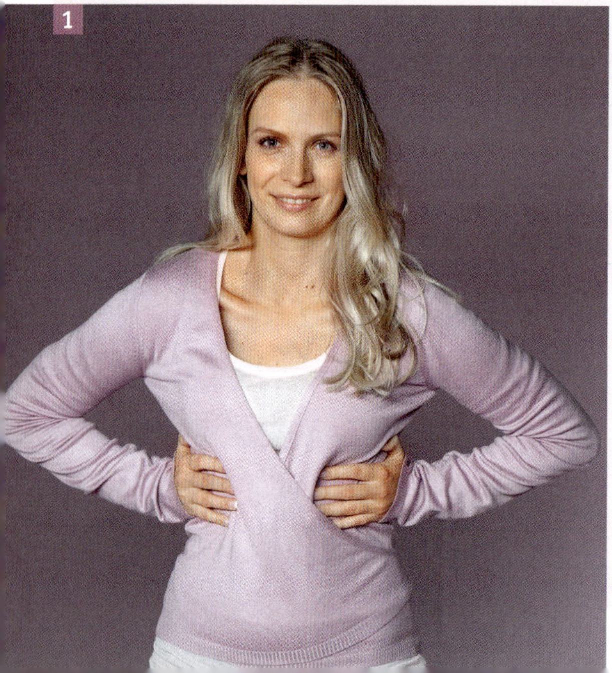

➤ Stellen Sie sich aufrecht hin. Legen Sie Ihre Hände flächig seitlich an die unteren Rippen. Spüren Sie, wie sich beim Einatmen der Brustkorb hebt und sich beim Ausatmen die Rippen senken?

➤ Drücken Sie bei der nächsten Ausatmung mit den Händen die Rippen fest zusammen. 1

➤ Lösen Sie den Druck, wenn Sie wieder einatmen. Geben Sie bei der nächsten Ausatmung wieder kräftig Druck auf die Rippen. Wiederholen Sie dies 10-mal.

SO STEIGERN SIE IHREN ÜBUNGSERFOLG

Führen Sie diese Übung in den ersten Wochen täglich durch. Denn das Knorpelgewebe ist durch die Hormone noch sehr weich und formbar. So können Sie sicher sein, dass sich der Rippenhochstand zurückbildet.

Kleine Bauchmassage

WIRKUNG
• Fördert die Rückbildung der überdehnten Bauchhaut • Unterstützt den Lymphabfluss im Unterbauch • Regt die Durchblutung der Haut an

➤ Legen Sie sich ganz entspannt auf den Rücken.

➤ Beginnen Sie, mit beiden Kleinfingerhandkanten auf dem Unterbauch in Richtung Schambein zu rubbeln. 2

➤ Führen Sie diese kleine Rubbelmassage circa zwei Minuten lang durch.

➤ Anschließend nehmen Sie unterhalb des Bauchnabels eine Hautfalte zwischen Daumen und Zeigefinger und schieben diese kleine Rolle ebenfalls in Richtung Schambein. 3

➤ Beginnen Sie immer wieder von vorn und massieren Sie Ihren Bauch insgesamt etwa zwei Minuten lang.

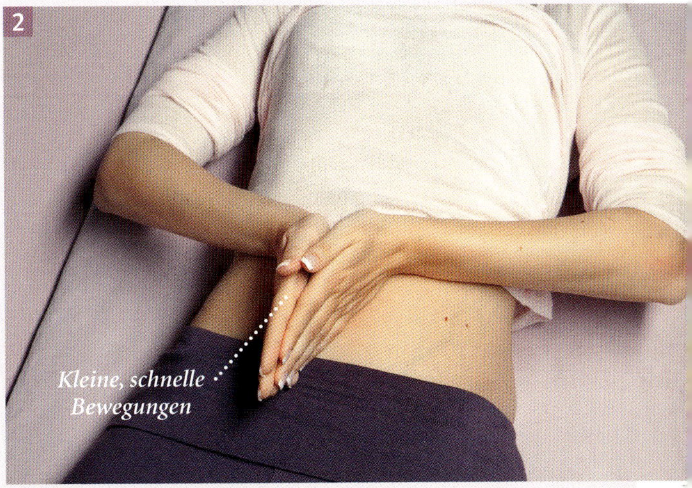

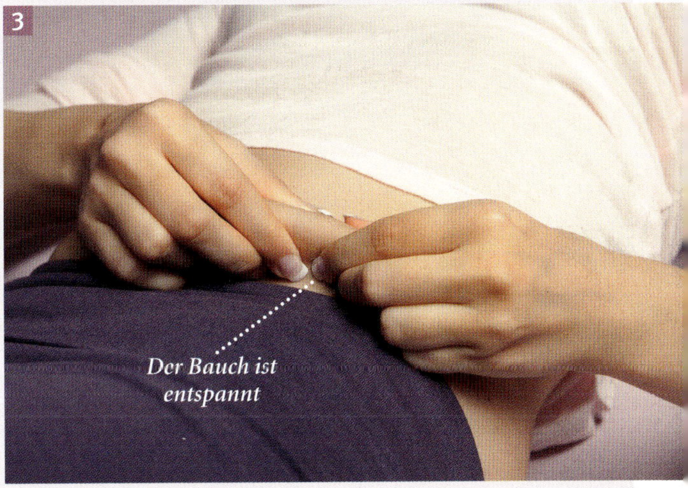

SO STEIGERN SIE IHREN ÜBUNGSERFOLG

Nach der Bauchmassage, die Sie beliebig oft durchführen können, sollten Sie etwas Feuchtigkeitscreme auftragen. Das trägt dazu bei, dass die Haut am Bauch schneller wieder geschmeidig und schön wird.

Käfer auf dem Rücken

WIRKUNG
• Entstaut die Gefäße • Regt den Lymphfluss an
• Beugt Venenentzündungen vor

➤ Legen Sie sich auf den Rücken und heben Sie nacheinander Arme und Beine gestreckt in die Luft.

➤ Nun ballen Sie die linke Hand kräftig zur Faust und öffnen sie rasch wieder. Gleichzeitig ziehen Sie die rechte Fußspitze an und strecken sie wieder kraftvoll. 1

➤ Die Seiten wechseln. Führen Sie diese Übung 3-mal je eine halbe Minute im Wechsel mit der kleinen Brücke (siehe nachfolgende Übung) durch.

SO STEIGERN SIE IHREN ÜBUNGSERFOLG

Legen Sie einen weichen Ball unter Ihr Kreuzbein. So werden Ihr Gleichgewichtssinn und die tiefen kleinen, stabilisierenden Muskeln angesprochen und Sie haben eine kleine Kreuzbeinmassage mit inbegriffen.

1

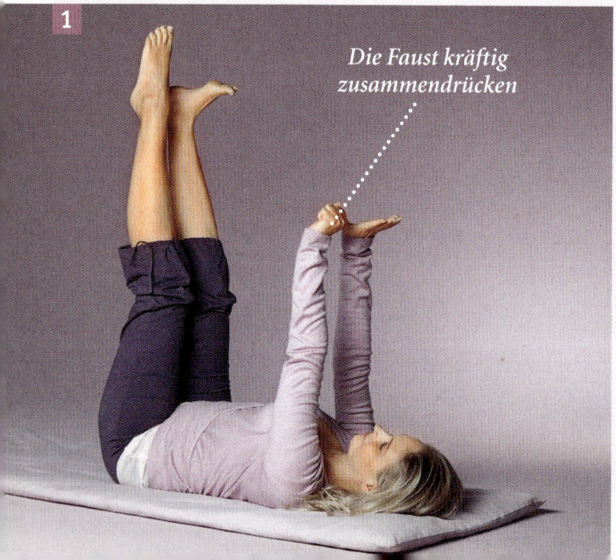

Kleine Brücke

WIRKUNG
• Stimuliert auf sanfte Weise Bauch und Beckenboden • Entlastet die Wirbelsäule

➤ Gehen Sie in den Knie-Ellenbogen-Stand. Die Ellenbogen sind unter den Schultern und die Knie leicht geöffnet. 2

➤ Machen Sie beim Ausatmen ein Geräusch, als wollten Sie ein Pferd bremsen: »brrrrrrr«. Spüren Sie den Sog des Zwerchfells auf den Beckenboden? Gehen Sie weich in die entstehende Bewegung mit.

➤ Gönnen Sie Ihrem Beckenboden diese Entspannung ruhig für einige Minuten.

SO STEIGERN SIE IHREN ÜBUNGSERFOLG

Aktivieren Sie bei der Ausatmung ruhig schon ein wenig die Bauchmuskulatur, indem Sie ganz leicht den Bauchnabel zur Wirbelsäule ziehen. In dieser entlastenden Position brauchen Sie keine Angst vor negativer Druckeinwirkung auf den Beckenboden haben.

2

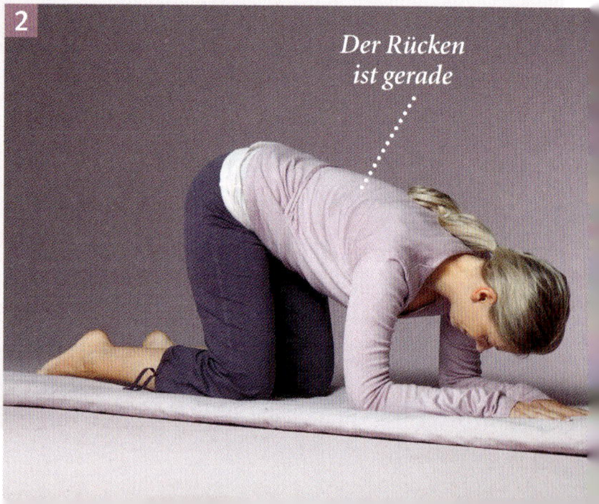

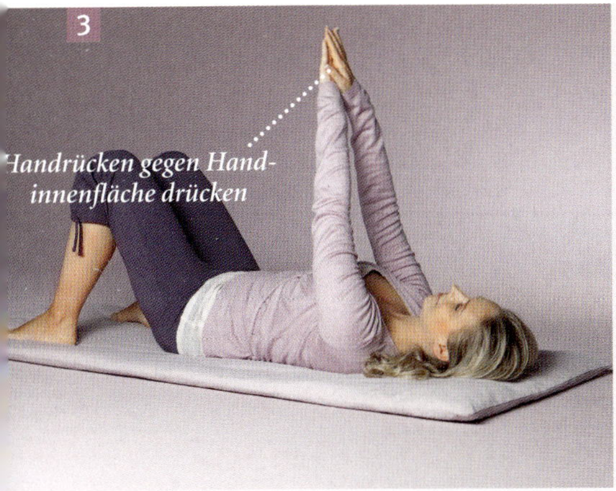
3
Handrücken gegen Hand-
innenfläche drücken

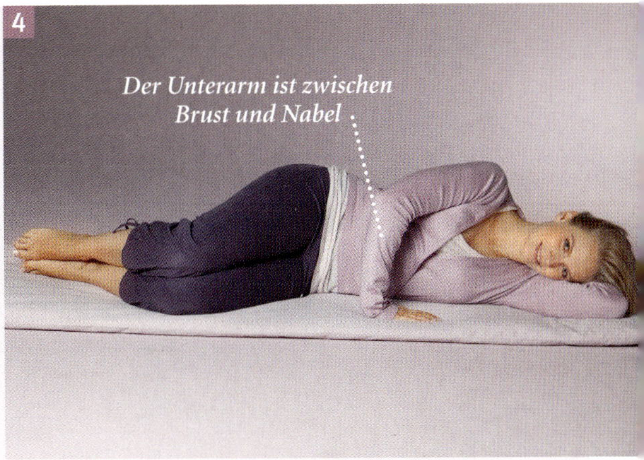
4
Der Unterarm ist zwischen
Brust und Nabel

Händedruck

WIRKUNG
• Trainiert sanft die Bauchmuskulatur

➤ Legen Sie sich auf den Rücken. Ziehen Sie die Beine an und strecken Sie die Arme gerade in die Luft, die Handflächen zeigen in Richtung Füße.

➤ Mit der nächsten Ausatmung drücken Sie Ihre Fersen und Ihren Rücken fest in die Unterlage. Gleichzeitig ziehen Sie den Bauchnabel zur Wirbelsäule, legen Ihre Hände übereinander und drücken sie gegeneinander. 3

➤ Lösen Sie die Spannung bei der nächsten Einatmung. Führen Sie diese Übung anfangs 5-mal durch und erhöhen Sie die Anzahl der Wiederholungen im Lauf der nächsten Wochen.

SO STEIGERN SIE IHREN ÜBUNGSERFOLG

Stellen Sie sich beim Einziehen Ihres Bauchnabels vor, Sie haben einen Stern auf dem Bauch aufgemalt. Der Mittelpunkt dieses Sterns ist der Nabel. Saugen Sie nun Ihren Stern in sich hinein, dadurch wird Ihr Bauch schön gleichmäßig schmal und flach.

Stabile Seitlage

WIRKUNG
• Trainiert sanft die Bauchmuskulatur

➤ Legen Sie sich auf die Seite. Ihre Beine sind leicht angewinkelt, der Kopf ruht auf dem unteren Arm.

➤ Setzen Sie die Handfläche des oberen Armes auf dem Boden vor dem Körper auf. Mit der Ausatmung drücken Sie nun die Hand in die Unterlage und ziehen den Bauchnabel zur Wirbelsäule. 4

➤ Führen Sie diese Übung 5-mal durch und steigern Sie die Anzahl der Wiederholungen im Lauf der nächsten Wochen.

SO STEIGERN SIE IHREN ÜBUNGSERFOLG

Sie sollten auch bei dieser Übung der Ausatmung einen Ton mitgeben. Dadurch stimulieren Sie zusätzlich sanft Ihren Beckenboden. Halten Sie die Spannung in der gesamten Bauchmuskulatur ruhig über mehrere Atemzüge.

DER BECKENBODEN IM FOKUS

Zu Beginn der Rückbildungsgymnastik ist es sehr wichtig, dass Sie zuerst lernen, Ihren Beckenboden gut wahrzunehmen, bevor Sie mit dem weiteren Übungsprogramm fortfahren. Das ist nicht so leicht, da die Muskeln versteckt im Körper liegen. Spüren Sie daher ganz aufmerksam und konzentriert in sich hinein.

Die Schließmuskulatur

WIRKUNG
• Fördert die Wahrnehmung der unteren Beckenbodenschicht

➤ Setzen Sie sich aufrecht auf einen Stuhl oder Hocker, Füße und Knie etwa hüftbreit auseinander, die Füße fest am Boden.

➤ Rutschen Sie so weit nach vorne auf Ihrer Sitzfläche, dass Sie Ihre Sitzbeinknochen, die beiden Knochenvorsprünge am unteren Becken, deutlich spüren.

➤ Versuchen Sie, sich als Erstes vorzustellen, die Schamlippen zusammenzuziehen, mehrmals hintereinander, ganz leicht, wie Blinzeln mit den Augenlidern.

➤ Stellen Sie, sich nun vor, Sie wollen mit dem Afterschließmuskel einen Kirschkern einsaugen und Richtung Bauchnabel ziehen. Probieren Sie das einige Male.

➤ Und jetzt versuchen Sie beides zusammen: Schamlippen zusammenziehen und Kirschkern einsaugen, kurz halten und Spannung wieder lösen. Wiederholen Sie dies einige Male. Sie haben die unterste Schicht Ihres Beckenbodens gefunden!

SO STEIGERN SIE IHREN ÜBUNGSERFOLG

Schließen Sie während der Übung ruhig die Augen. So können Sie die kleinen An- und Entspannungen viel besser wahrnehmen. Es sollte dabei keine große Bewegung im Becken stattfinden.

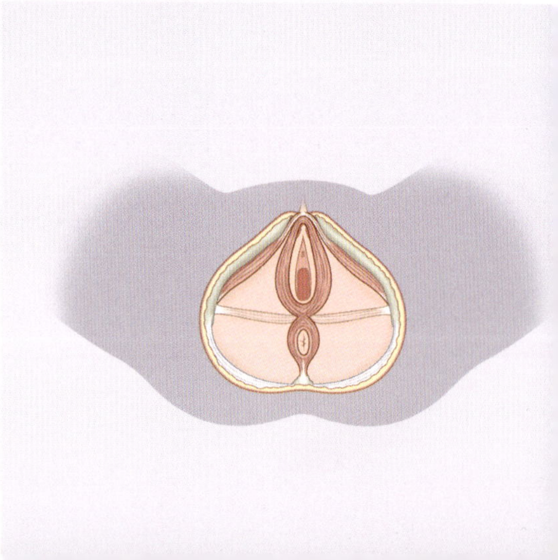

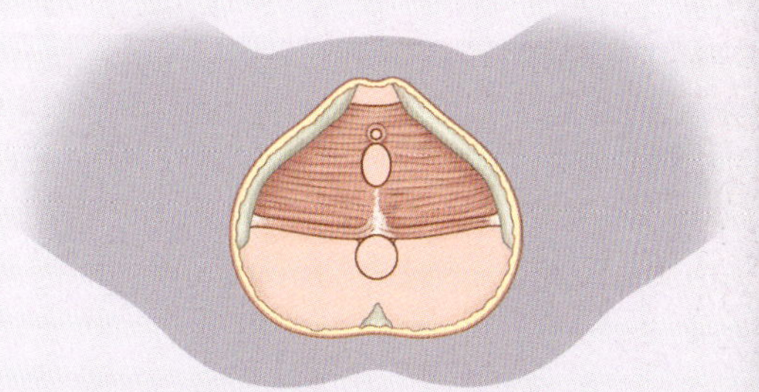

Die vordere Mitte

WIRKUNG
• Fördert die Wahrnehmung der mittleren Beckenbodenschicht • Beugt einer Blasenschwäche, einer Blasen-, Scheiden- oder Gebärmuttersenkung vor

➤ Setzen Sie sich aufrecht auf einen Stuhl oder Hocker, Füße und Knie etwa hüftbreit auseinander, die Füße fest am Boden.

➤ Sitzen Sie so auf der vorderen Sitzfläche, dass Sie Ihre Sitzbeinknochen deutlich spüren.

➤ Stellen Sie sich vor, Sie wollen diese beiden Sitzbeinhöcker aufeinander zuziehen, so, als wären die beiden Höcker mit einem starken Band verbunden.

➤ Versuchen Sie es einige Male hintereinander und halten Sie die Spannung über 1 bis 2 Atemzüge.

SO STEIGERN SIE IHREN ÜBUNGSERFOLG

Vermeiden Sie, die Gesäßmuskulatur anzuspannen. Dann würden Sie die Sitzbeinhöcker zueinander schieben und nicht zueinander ziehen. Sie machen es richtig, wenn Sie mit dem Oberkörper nicht wesentlich »nach oben wachsen«, sondern eher etwas schmaler an den Hüften werden. Fühlen Sie ruhig mal: entweder mit den Händen seitlich außen an den Hüften oder mit den Fingern unter den Sitzbeinhöckern.

Variante 1

➤ Wenn Sie unsicher sind, ob Sie die richtige Muskulatur anspannen, beginnen Sie mit einer kleinen Wahrnehmungsübung: Setzen Sie sich aufrecht auf einen Stuhl oder im Schneidersitz auf den Boden. Legen Sie Ihre Finger, die Handflächen nach oben, unter Ihre Sitzhöcker. Schieben Sie die beiden Knochen nun vor und zurück, nach rechts und links über Ihre Finger. So erwärmt und massiert, lässt sich die mittlere Beckenbodenschicht besser wahrnehmen und trainieren.

Variante 2

➤ Eine weitere Hilfe für die Wahrnehmung kann ein kleines, aufgerolltes Handtuch sein, das Sie längs unter Ihren Damm legen. Versuchen Sie, mit beiden Sitzbeinhöckern dieses Handtuch zusammenzudrücken.

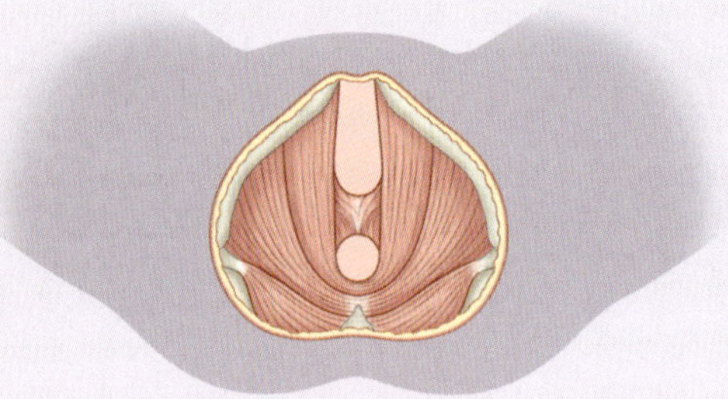

Der große innere Heber

WIRKUNG
• Fördert die Wahrnehmung der inneren Beckenbodenmuskelschicht • Aktiviert alle stabilisierenden Muskeln im Beckenraum • Kann einer Darmsenkung vorbeugen

➤ Setzen Sie sich aufrecht auf einen Stuhl oder Hocker, Füße und Knie etwa hüftbreit auseinander, die Füße fest am Boden.

➤ Sitzen Sie so auf der vorderen Sitzfläche, dass Sie Ihre Sitzbeinknochen deutlich spüren können.

➤ Ziehen Sie nun Ihr Steißbein nach vorne oben, ähnlich wie ein Hund, der seinen Schwanz einzieht. Als Wahrnehmungshilfe können Sie sanft einen oder zwei Finger an Ihr Steißbein legen. Hier spüren Sie die leichten Bewegungen bei der Anspannung des großen inneren Hebers.

➤ Bringen Sie Ihren Bauchnabel näher zur Wirbelsäule und lassen Sie den Rücken lang und gerade.

➤ Halten Sie die Spannung 1 bis 2 Atemzüge. Spüren Sie den hebenden Charakter dieser Muskeln. Wiederholen Sie diese Anspannung mehrere Male.

➤ Wenn es Ihnen schwerfällt, Ihre innere Beckenbodenmuskulatur zu finden, hilft Ihnen die Vorstellung, in der Scheide ein Vaginalgewicht hochzuziehen oder beim Sex den Penis Ihres Partners fest zu umschließen.

➤ Diese Übung ist besonders wichtig für Frauen, die am Ende der Schwangerschaft oder bei der Geburt mit Hämorrhoiden zu tun hatten oder unter einem Darmvorfall litten. Sie kann vorbeugend vor einer Darmsenkung schützen.

SO STEIGERN SIE IHREN ÜBUNGSERFOLG

Bei der Aktivierung der innersten Beckenbodenmuskelschicht, die wie ein Trichter die Organe trägt, sollten Sie sich vorstellen, Sie wollten Ihre Gebärmutter, die Blase und den Darm anheben. So sprechen Sie die tiefe Bauch- und Rückenmuskulatur zusätzlich an.

Alle drei zusammen ● Track 3

WIRKUNG
• Fördert die Wahrnehmung und Kräftigung des Beckenbodens als Funktionseinheit • Aktiviert die untere Bauch- und die Rückenmuskulatur

➤ Setzen Sie sich aufrecht auf einen Stuhl oder Hocker, Füße und Knie etwa hüftbreit auseinander, die Füße fest am Boden. Setzen Sie sich so auf die vordere Sitzfläche, dass Sie Ihre Sitzbeinknochen deutlich spüren. Die Hände ruhen entspannt auf Ihren Oberschenkeln.

➤ Beginnen Sie mit der unteren Schicht, ziehen Sie also die Schamlippen zusammen und den After nach innen oben.

➤ Aktivieren Sie das Band zwischen den beiden Sitzhöckern, indem Sie diese zusammenziehen.

➤ Ziehen Sie das Steißbein nach innen oben und den Bauchnabel ein wenig zur Wirbelsäule und machen Sie den Rücken lang und gerade.

➤ Halten Sie diese Spannung über mehrere Atemzüge.

Variante 1

➤ Versuchen Sie, ganz bewusst zusätzlich die Scheide nach oben innen zu ziehen. Lassen Sie Ihre Scheide 10-mal »hüpfen«, bevor Sie die Spannung wieder lösen. Diese Übung lässt sich auch gut im Alltag durchführen, zum Beispiel während einer Autofahrt.

Variante 2

➤ Zur Entlastung des Beckenbodens können Sie die Übung auch im Knie-Ellenbogen-Stand durchführen. Achten Sie bitte darauf, dass die Knie etwas über hüftbreit auseinander sind. 1

SO STEIGERN SIE IHREN ÜBUNGSERFOLG

Kombinieren Sie die Übung mit der Atmung: Ausatmen – Spannung aufbauen. Einatmen – Spannung lösen. Der Beckenboden hebt sich beim Ausatmen parallel zum Zwerchfell. Ein leichtes »Pfff« durch die Lippen bei der Ausatmung stimuliert die Basis zusätzlich.

1

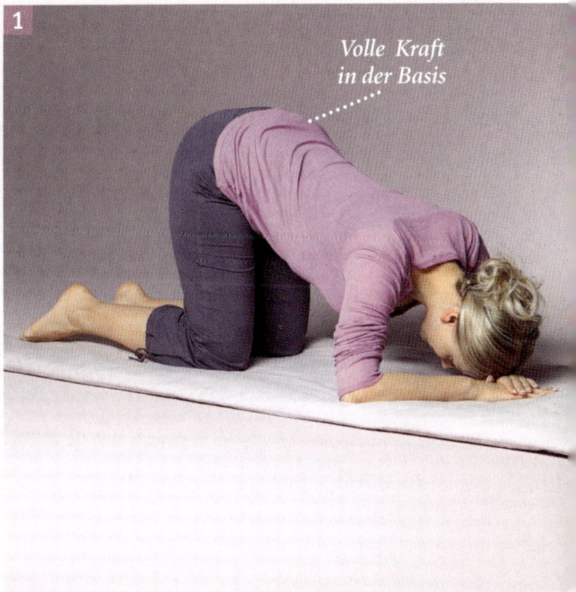

Gartenarbeit • Track 11

WIRKUNG
• Imaginationsübung, die die Beckenbodenmuskulatur kräftigt

➤ Setzen Sie sich aufrecht auf einen Stuhl, möglichst weit vorne an die Kante. Ihre Knie sind hüftbreit auseinander, der Rücken ist lang und gerade, die Hände ruhen locker auf Ihren Oberschenkeln. Schließen Sie die Augen. 1

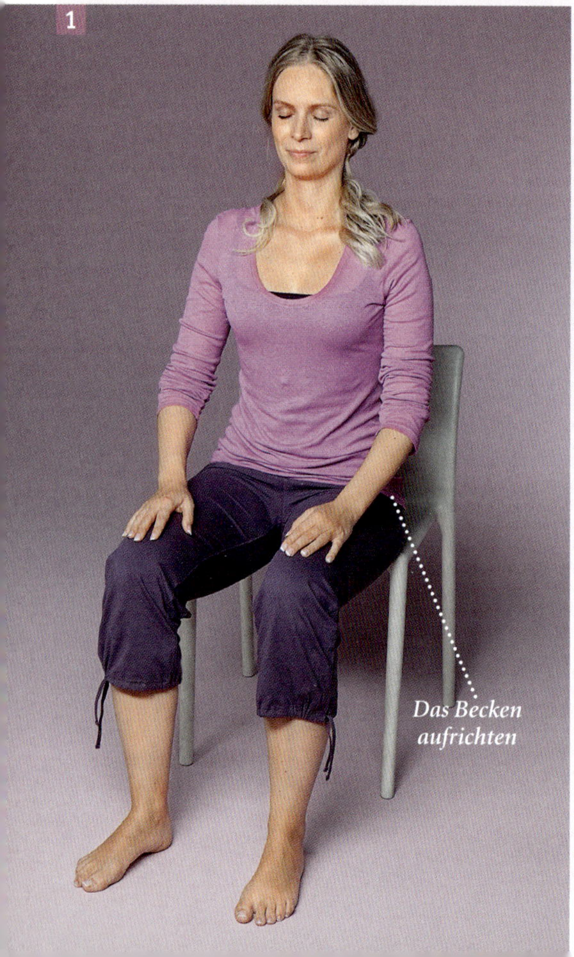

➤ Stellen Sie sich vor, Sie gehen in den Garten. In beiden Händen tragen Sie Gartengeräte. Nun müssen Sie das Unkraut mit Ihrer »dritten Hand«, dem Beckenboden, herauszupfen. Sie beginnen mit den kleinen Grashalmen. Das geht ganz leicht, denn dazu brauchen Sie nur Ihre Schamlippen beziehungsweise die untere Schließmuskelschicht.

➤ Als Nächstes kommen die Grasbüschel an die Reihe. Sie packen jedes Grasbüschel mit den Sitzbeinhöckern und ziehen es vorsichtig mitsamt der Wurzel aus dem Boden!

➤ Dann kommt das Schwierigste – der Löwenzahn! Sie umschließen die ganze Pflanze mit Ihrer Muskulatur und ziehen sie vorsichtig immer weiter senkrecht nach oben, bis die lange Wurzel komplett aus dem Boden gelöst ist.

➤ Jetzt lassen Sie die Scheide, während sich die Wurzel noch oben befindet, mehrmals hüpfen.

➤ Lösen Sie die Spannung und legen Sie eine kurze Pause ein. Wiederholen Sie diese Übung mehrere Male.

SO STEIGERN SIE IHREN ÜBUNGSERFOLG

Halten Sie auch bei diesen Übungen nicht die Luft an, atmen Sie ruhig und gleichmäßig weiter. Wenn Sie feststellen, dass sich im Beckenbodenmuskel schnell eine Ermüdung einstellt, legen Sie eine Pause ein. Danach versuchen Sie die Übung im Knie-Ellenbogen-Stand (siehe Seite 29), dann ist die Basis entlastet.

Power-Tower ● Track 4

WIRKUNG

• Imaginationsübung, die die Beckenbodenmuskulatur kräftigt

➤ Setzen Sie sich aufrecht auf einen Stuhl, möglichst weit vorne an die Kante. Ihre Knie sind hüftbreit auseinander, der Rücken ist lang und gerade, die Hände ruhen locker auf Ihren Oberschenkeln. Schließen Sie nun die Augen.

➤ Stellen Sie sich vor, Sie gingen im Freizeitpark zum Power-Tower, einem Turmlift, der viele Meter in die Höhe steigt, um dann wieder nach unten zu gleiten.

➤ Sie setzen sich aufrecht hinein, den Sicherheitsgurt simulieren Sie mit den Schamlippen, die Sie ganz fest zusammenpressen. Ihr Steißbein rammen Sie fest in den Boden als Stützpfeiler.

➤ Dann geht die Fahrt nach oben: Sie ziehen die Sitzbeinhöcker zusammen und Ihre Kraft lässt den »Turmlift Scheide« ganz hoch fahren, also nach oben innen.

➤ Halten Sie den Power-Tower in der Höhe, genießen Sie die Aussicht, halten Sie einige Sekunden, überprüfen Sie die Spannung des Sicherheitsgurtes.

➤ Dann geht die Fahrt wieder herunter, langsam, schnell oder stufenweise. Wiederholen Sie diese Fahrt mehrere Male.

2

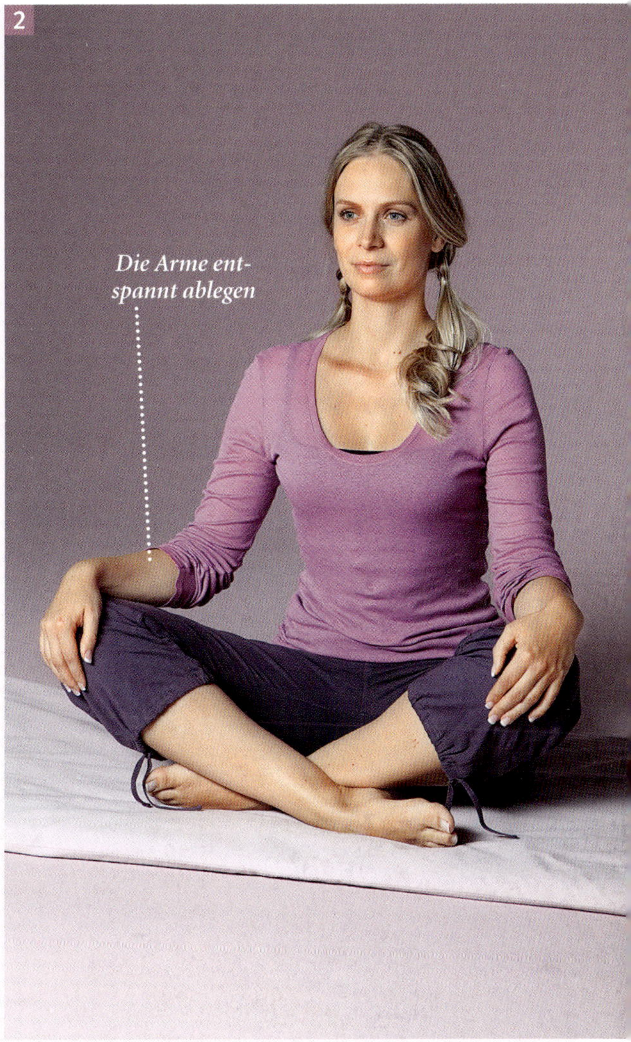

Die Arme entspannt ablegen

SO STEIGERN SIE IHREN ÜBUNGSERFOLG

Die Power-Tower-Übung lässt sich auch gut im Schneidersitz durchführen. 2

Probieren Sie die Übung auch im Alltag beim Zähneputzen, beim Wickeln Ihres Babys oder im Auto an der Ampel. Sie können die Ausgangsstellung dazu beliebig variieren.

WARM-UP

Alle bisherigen Übungen lassen sich ohne große Vorbereitungsmaßnahmen durchführen. Eine längere Trainingseinheit sollten Sie dagegen mit einem Warm-up beginnen, einem kleinen Aufwärmprogramm für Muskulatur und Kreislauf. Wählen Sie aus den folgenden Übungen die für Sie passenden aus. Am besten legen Sie dazu Musik auf, die Sie mögen – das wirkt sehr motivierend! Eine Dauer von insgesamt drei bis fünf Minuten genügt.

Side to Side

➤ Stehen Sie mit gegrätschten Beinen.

➤ Verlagern Sie nun abwechselnd Ihr Gewicht von einem Bein auf das andere und tippen Sie mit der Fußspitze des freien Beins auf. Lassen Sie dabei beide Schultern nach hinten kreisen.

Leg-Curl

➤ Stehen Sie mit gegrätschten Beinen.

➤ Verlagern Sie nun abwechselnd Ihr Gewicht von einem Bein auf das andere und führen Sie die Ferse des freien Beins zum Po. Gleichzeitig ziehen Sie die Arme von vorne nach hinten. 1

Knee-Lift

➤ Stehen Sie mit gegrätschten Beinen.

➤ Verlagern Sie nun abwechselnd Ihr Gewicht von einem Bein auf das andere und ziehen Sie das freie Knie nach oben.

➤ Lassen Sie die Arme locker in die Bewegung mitgehen.

1

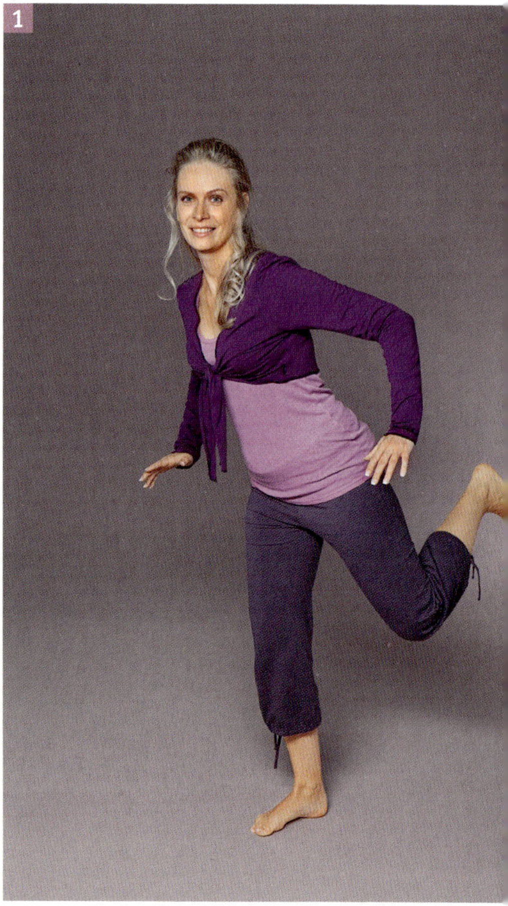

Step-Touch

➤ Stehen Sie mit gegrätschten Beinen.

➤ Machen Sie einen Schritt zur Seite und tippen Sie den freien Fuß an den des Standbeins. Die Arme schwingen ebenfalls zur Seite mit. 2

➤ Die Seite wechseln.

Kleine Kniebeuge

➤ Stehen Sie mit gegrätschten Beinen.

➤ Gehen Sie in eine angedeutete Kniebeuge: Der Po geht dabei weit nach hinten, der Rücken bleibt gerade. 3

➤ Dann geht es zurück in die Ausgangsposition.

2

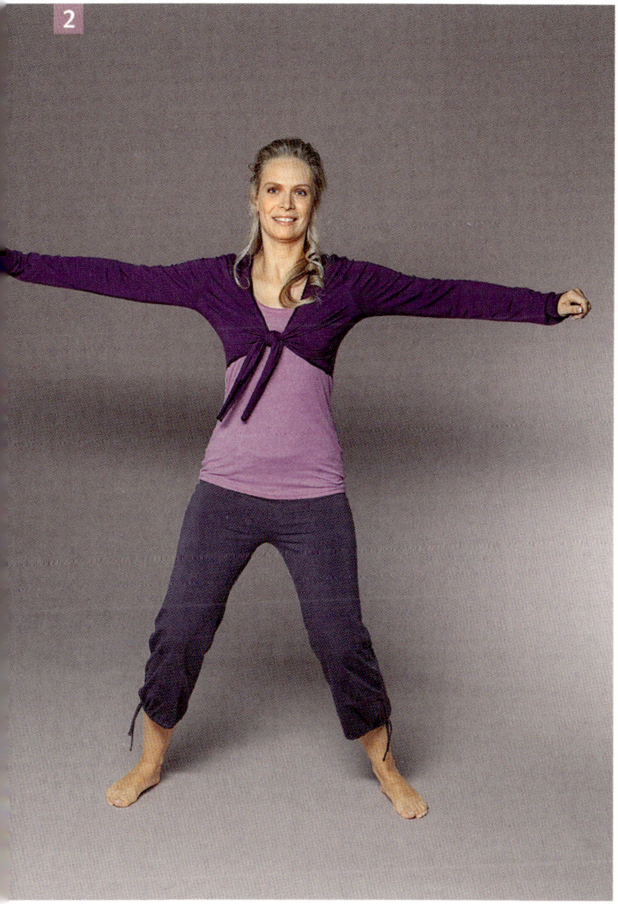

3

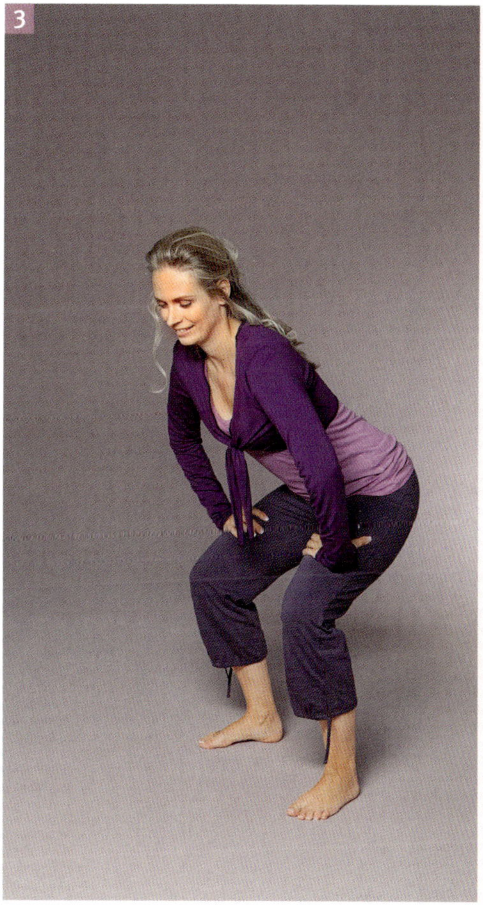

COOL-DOWN

Auch ein ruhiger Abschluss ist wichtig für Ihr Wohlbefinden – gerade jetzt, wo Ihnen vermutlich wenig Zeit für Entspannung zur Verfügung steht. Versuchen Sie, am Ende jedes Trainingsprogramms ein paar Übungen aus dem folgenden Stretch-and-Relax-Programm einzubauen. Jede Übung sollte mindestens 30 Sekunden lang durchgeführt werden.

Knieschaukel

➤ Legen Sie sich auf den Rücken und ziehen Sie die Beine an.

➤ Legen Sie beide Hände auf Ihre Knie und lassen Sie Ihre Knie kreisen.

Schlange

➤ Legen Sie sich auf den Rücken und stellen Sie die Beine auf. Die Arme sind seitlich ausgestreckt.

➤ Dann legen Sie beide Beine geschlossen auf einer Seite ab, der Kopf bewegt sich in die entgegengesetzte Richtung. 1

➤ Wechseln Sie in Ihrem eigenem Tempo die Seiten.

1

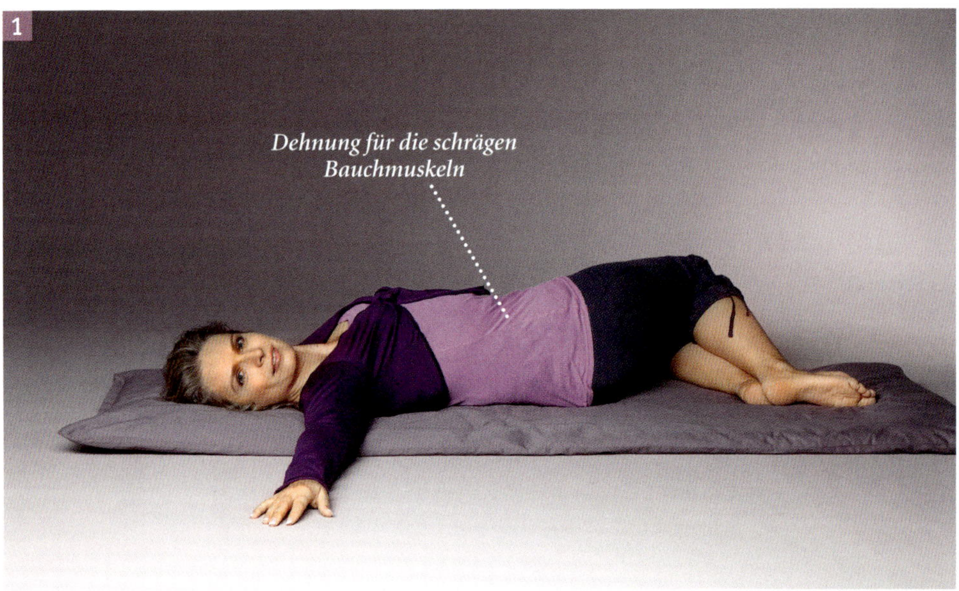

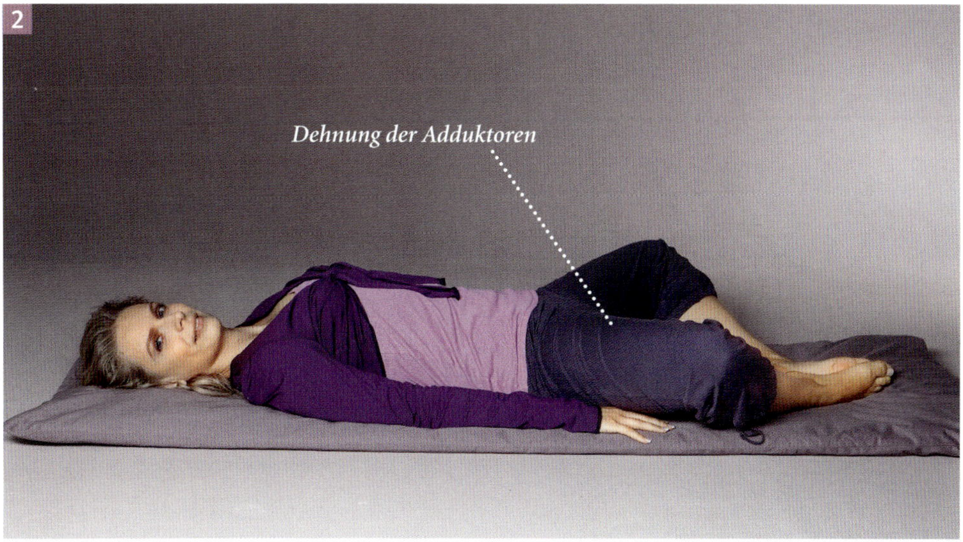

Achterbahn

➤ Legen Sie sich auf den Rücken und stellen Sie die Beine auf.

➤ Schreiben Sie mit Ihrem Becken, das Kreuzbein als Mittelpunkt, eine liegende Acht auf die Unterlage.

Kniefall

➤ Legen Sie sich auf den Rücken und legen Sie die Fußsohlen aneinander.

➤ Dann lassen Sie die Knie auseinanderfallen. 2

Tiefe Kerze

➤ Legen Sie sich auf den Rücken und heben Sie die Beine zur Kerze hoch.

➤ Sofern Sie mit Ihrem Rücken keine Probleme haben, lassen Sie nun die Füße hinter dem Kopf langsam absinken. Diese Position ist eine wunderbare Entlastungshaltung für Ihre Basis.

Bein in die Luft

➤ Legen Sie sich auf den Rücken.

➤ Ziehen Sie ein Bein mit beiden Händen zu sich heran, das andere lassen Sie lang am Boden liegen.

➤ Versuchen Sie, das obere Bein auszustrecken und möglichst dicht an den Körper zu ziehen, die Fußspitze ist dabei angezogen. Falls das Bein zu zittern anfängt, geben Sie bitte ein wenig nach. 1

Mami-streck-dich

➤ Kommen Sie in den Vierfüßlerstand.

➤ Strecken Sie den rechten Arm nach vorne und das linke Bein nach hinten und ziehen Sie sich so in die Länge. 2

➤ Danach wechseln Sie die Seiten.

1

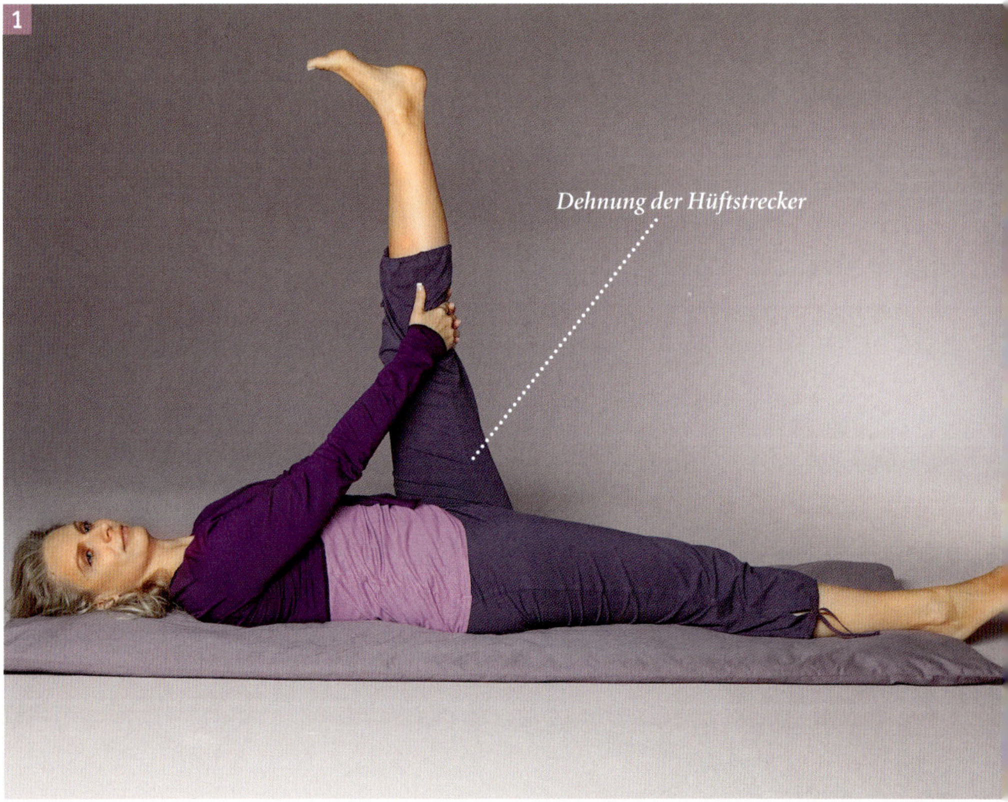

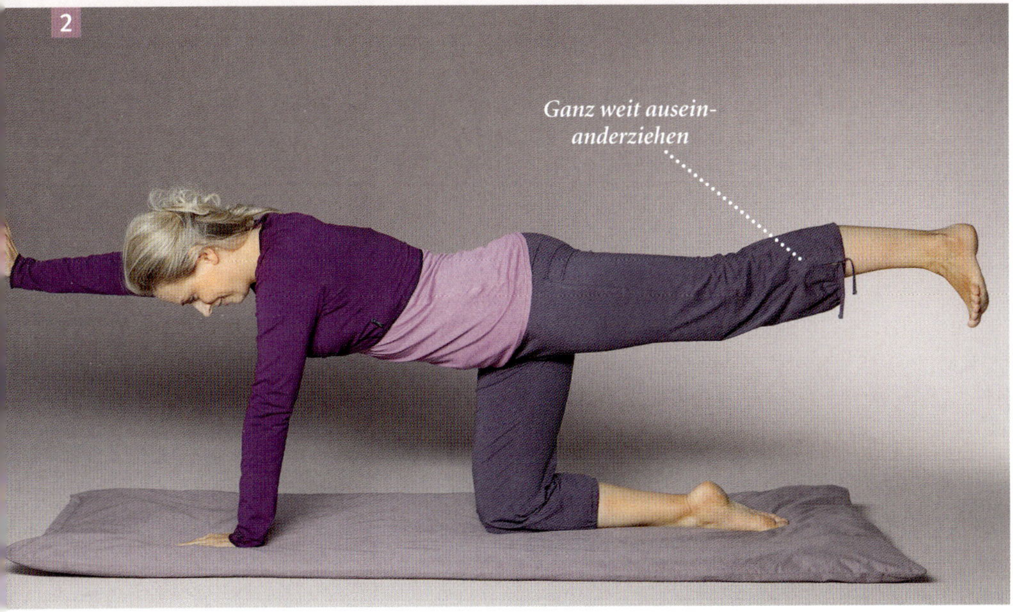

Katze

➤ Kommen Sie in den Vierfüßlerstand.

➤ Machen Sie den Rücken einige Male abwechselnd ganz rund und danach ein wenig hohl.

➤ Setzen Sie dann den Po mit rundem Rücken auf den Fersen ab, legen Sie Ihre Arme neben sich ab und bleiben Sie einige Zeit im Päckchensitz.

Einbein

➤ Stellen Sie sich aufrecht hin.

➤ Ziehen Sie eine Ferse mit Ihrer Hand zum Gesäß. Der gegenüberliegende Arm geht gleichzeitig seitlich nach oben.

➤ Diese Übung aktiviert – wie alle Übungen, bei denen Sie auf einem Bein stehen – hervorragend Ihren Beckenboden.

Brust raus

➤ Stellen Sie sich mit leicht gegrätschten Beinen aufrecht hin.

➤ Strecken Sie Ihre Arme in Schulterhöhe zur Seite und drehen Sie die Handflächen nach oben. Ziehen Sie dann die Arme so weit wie möglich nach hinten.

DIE BAUCHMUSKELN STÄRKEN

Sie haben Ihren Beckenboden inzwischen gut im Griff? Sie können Ihre Basis willentlich an- und entspannen? Dann steht einem Training der Bauchmuskulatur nichts mehr im Weg. Sie sollten jedoch unbedingt die folgenden Hinweise beachten, die grundsätzlich für alle nachfolgenden Übungen gelten.

➤ Vor jedem Workout empfiehlt es sich, mit einer kleinen Aufwärmeinheit zu starten, um Ihren Körper auf die Übungen einzustellen, den Kreislauf anzuregen und die Muskulatur zu lockern (siehe ab Seite 32).

➤ Binden Sie jede Anspannung an Ihre Ausatmung und stimulieren Sie gleichzeitig den Beckenboden, indem Sie Ihrer Ausatmung bei den Übungen einen Ton geben, zum Beispiel »puuuh« oder »pfffff«.

➤ Halten Sie, während Sie üben, nicht die Luft an, sondern versuchen Sie, gleichmäßig weiterzuatmen.

➤ Beziehen Sie möglichst bei jeder Bauchmuskelübung den Beckenboden mit ein. Das heißt, Sie bringen Ihren »Power-Tower« (siehe Seite 31) mindestens auf halbe Höhe und halten ihn dort, bis die Anstrengung vorbei ist.

➤ Wenn Sie bei einer Übung den Bauchnabel einziehen sollen, stellen Sie sich einen Stern auf Ihrem Bauch vor, den Sie mittig in Ihren Bauchnabel einsaugen. So nähern Sie automatisch die unteren Rippen den Hüftknochen an und haben die Bauchmuskeln in ihrer Gesamtheit aktiviert.

➤ Trainieren Sie immer auch den Gegenspieler – den Antagonisten – der betreffenden Muskelgruppe. Das heißt, zu jedem Workout für den Bauch gehört auch eine kleine Rückentrainingseinheit (siehe ab Seite 60).

➤ Sollten Sie die vorgegebene Anzahl der Wiederholungen noch nicht schaffen, dann ist das völlig in Ordnung. Sie werden sich nach und nach sicher steigern.

➤ Fordern Sie sich ruhig, aber überfordern Sie sich nicht, sondern hören Sie auf Ihr Gefühl. Es darf während der Übung ruhig ein wenig im Muskel brennen, auch ein leichtes Zittern ist okay. Doch wenn Sie sich bei einer Übung nicht wohlfühlen oder sogar Schmerzen bekommen, beenden Sie die Übung und versuchen Sie es später nochmals.

➤ Nach jedem Workout ist eine kleine Entspannungseinheit zu empfehlen (siehe ab Seite 34). Das hilft Ihrer Muskulatur, sich zu regenerieren.

Hängende Brücke • Track 6

WIRKUNG

• Kräftigt den Beckenboden und die gesamte Bauchmuskulatur

➤ Gehen Sie zunächst mit Händen und Knien auf den Boden. Beugen Sie dann die Ellenbogen und legen Sie die Unterarme parallel zueinander am Boden ab.

➤ Knie und Ellenbogen sind jeweils hüftbreit auseinander. Ihr Kopf bildet die Verlängerung der Wirbelsäule, Ihr Blick ist zum Boden gerichtet. 1

➤ Mit der Ausatmung ziehen Sie den Beckenboden nach oben innen, gleichzeitig aktivieren Sie die Bauchmuskulatur und ziehen dann Knie und Ellenbogen zueinander, als wollten sich Knie und Ellenbogen unterhalb Ihres Bauchnabels treffen (dabei findet nicht wirklich eine Bewegung statt).

➤ Mit dem Einatmen lösen Sie die Spannung wieder. Wiederholen Sie die Übung 10-mal.

SO STEIGERN SIE IHREN ÜBUNGSERFOLG

Diese Übung sollten Sie bevorzugt durchführen, wenn Sie mit der Rückbildungsgymnastik beginnen, da sie die Beckenbodenbasis nicht belastet und sehr schön die gesamte Bauchmuskulatur anspricht. Noch effektiver wird die Übung, wenn Sie die Spannung über mehrere Atemzüge halten.

1

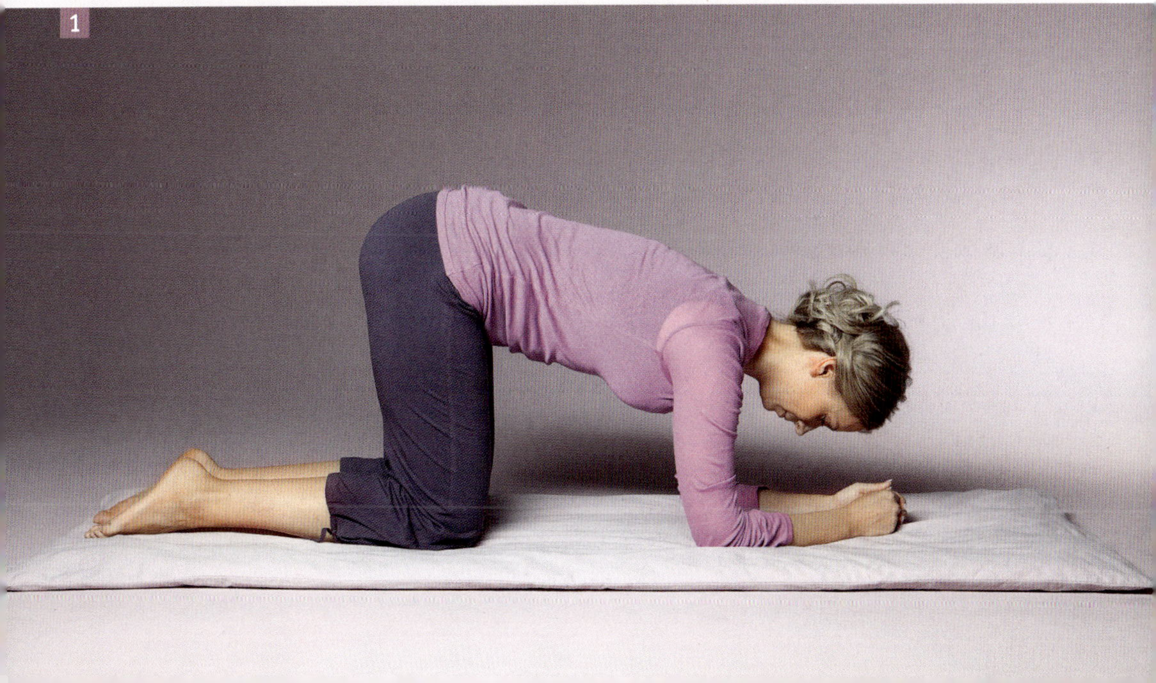

Knieheber mini ● Track 12

WIRKUNG
• Kräftigt die komplette Bauchmuskulatur, besonders jedoch den Unterbauch

➤ Gehen Sie in den Vierfüßlerstand. Die Knie befinden sich genau unter den Hüftgelenken, die Hände unter den Schultern. Drehen Sie die Fingerspitzen ein wenig zueinander und beugen Sie die Ellenbogen leicht an.

➤ Ihr Kopf ist in Verlängerung der Wirbelsäule, der Blick ist zum Boden gerichtet. Verteilen Sie Ihr Gewicht gleichmäßig und achten Sie darauf, dass Ihr Rücken ganz gerade ist.

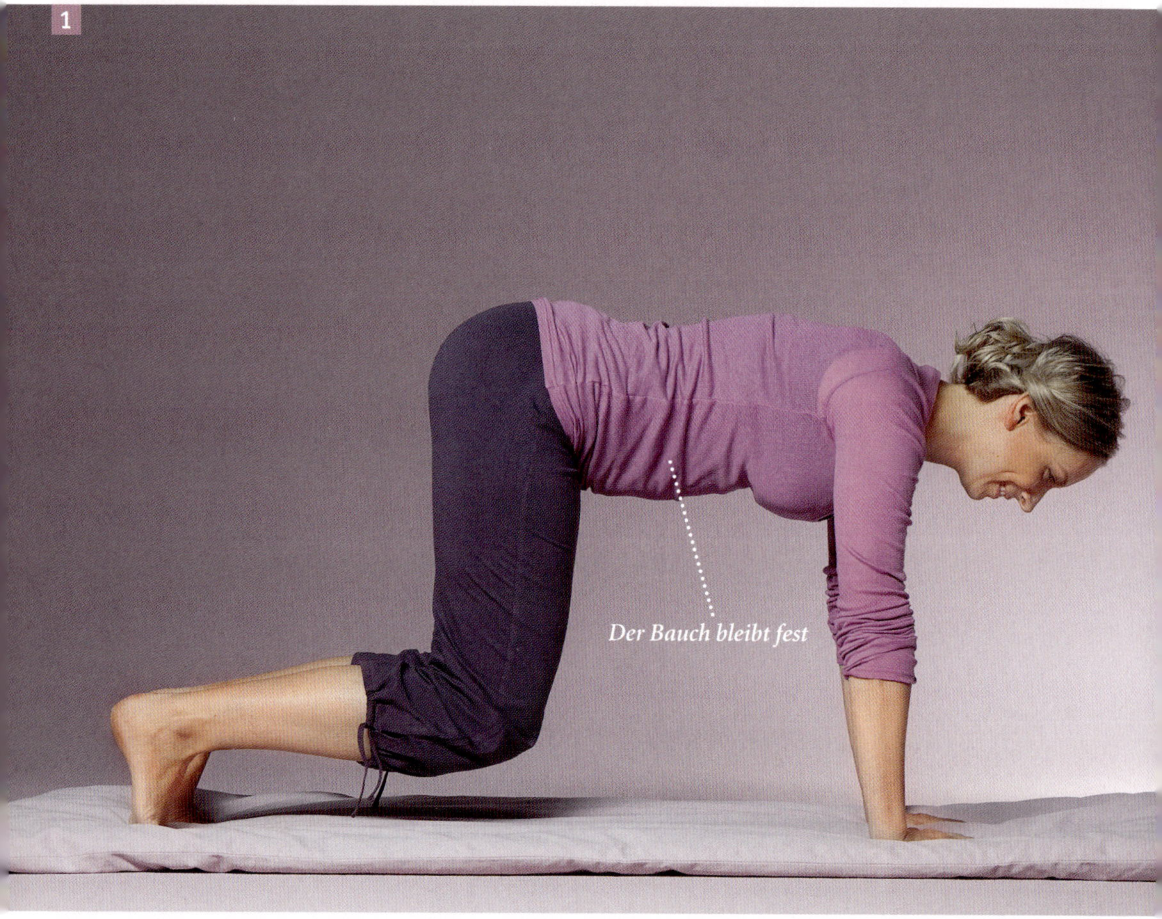

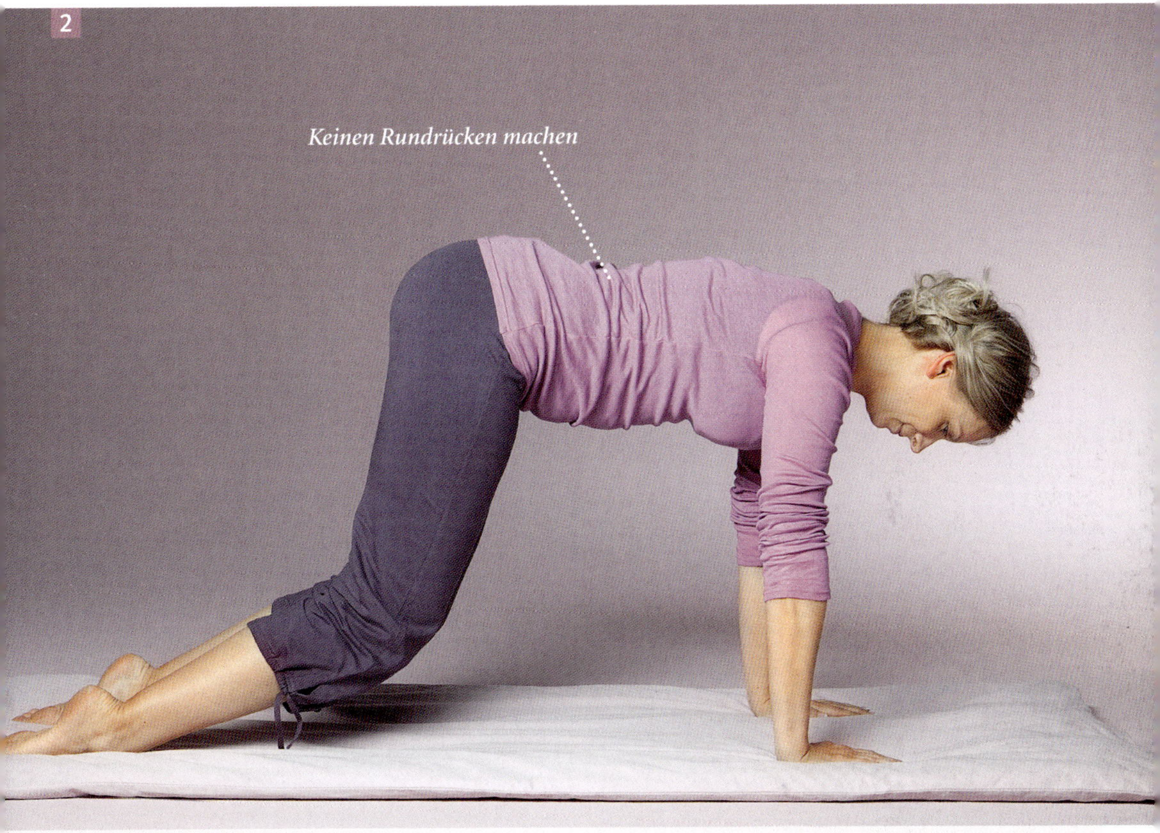

➤ Stellen Sie Ihre Füße auf. Aktivieren Sie Bauch- und Beckenbodenmuskulatur.

➤ Mit einem kleinen »Uffff« heben Sie nun die Knie etwa 5 bis 10 Zentimeter vom Boden ab und halten diese Position. 1

➤ Zählen Sie in Gedanken langsam bis 10, während Sie weiteratmen. Ziehen Sie zusätzlich den Bauchnabel ein wenig mehr ein. Dann gehen Sie zurück in die Ausgangsposition.

➤ Wiederholen Sie diese Übung 5-mal. Sie dürfen dabei auch gerne ein wenig mit den Knien wippen.

Schwierigere Variante

➤ Bleiben Sie mit den Fußrücken am Boden, wenn Sie die Knie vom Boden abheben. 2

SO STEIGERN SIE IHREN ÜBUNGSERFOLG

Der Knieheber mini lässt sich jederzeit, auch außerhalb des Trainings, hervorragend durchführen, zum Beispiel wenn Sie gerade mit Ihrem Baby am Boden spielen. Nutzen Sie generell jede sich bietende Gelegenheit zur Aktivierung Ihrer Muskulatur. So werden Sie noch schneller Erfolge spüren.

Knieheber maxi • Track 12

WIRKUNG
• Kräftigt die komplette Bauchmuskulatur sowie die Brust- und Beinmuskulatur

➤ Gehen Sie in den Vierfüßlerstand.

➤ Die Knie befinden sich genau unter den Hüftgelenken, die Hände unter den Schultern. Drehen Sie die Fingerspitzen ein wenig zueinander, die Ellenbogen leicht anbeugen.

➤ Ihr Kopf ist in Verlängerung der Wirbelsäule, der Blick ist zum Boden gerichtet. Verteilen Sie Ihr Gewicht gleichmäßig und achten Sie darauf, dass Ihr Rücken ganz gerade ist.

➤ Nun setzen Sie die Hände 10 Zentimeter weiter nach vorne am Boden ab und stellen die Füße auf.

➤ Heben Sie die Knie mit der Ausatmung auf »uffff« 5 bis 10 Zentimeter vom Boden ab. Bitte achten Sie darauf, dass Sie den Kopf dabei weder in den Nacken nehmen noch hängen lassen. Der Blick bleibt weiterhin auf den Boden gerichtet. 1

➤ Zählen Sie in Gedanken langsam bis 10 und senken Sie dann die Knie wieder ab.

➤ Wiederholen Sie die Übung 5-mal.

1

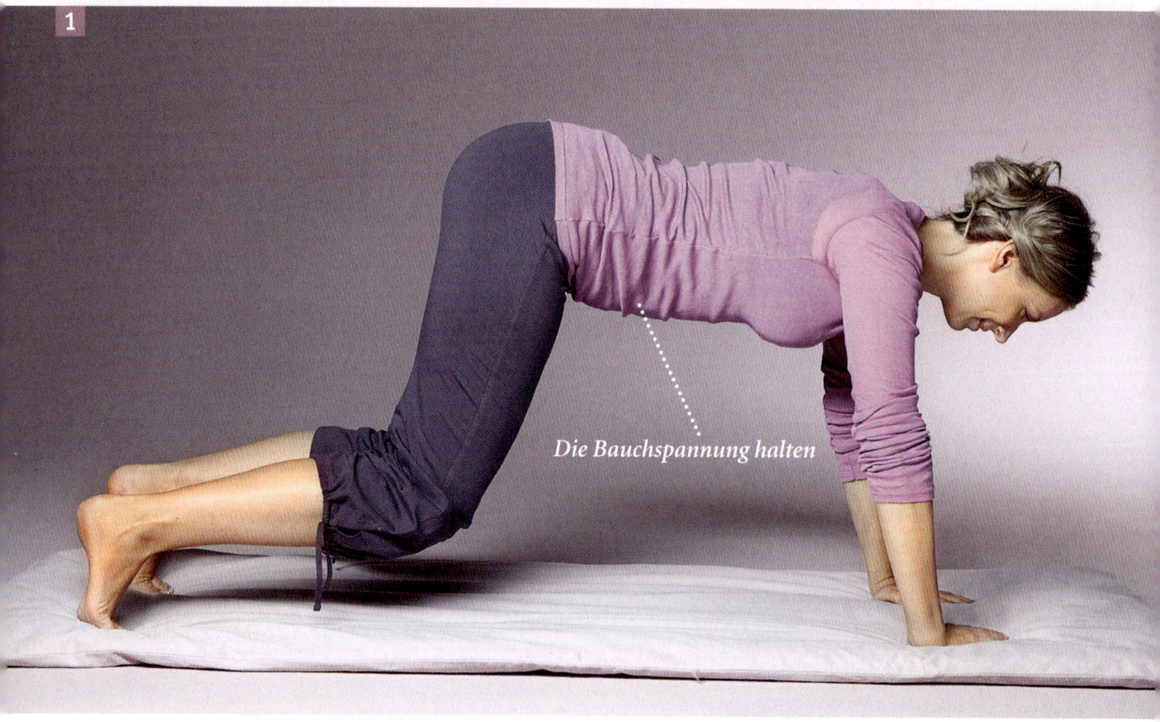

2

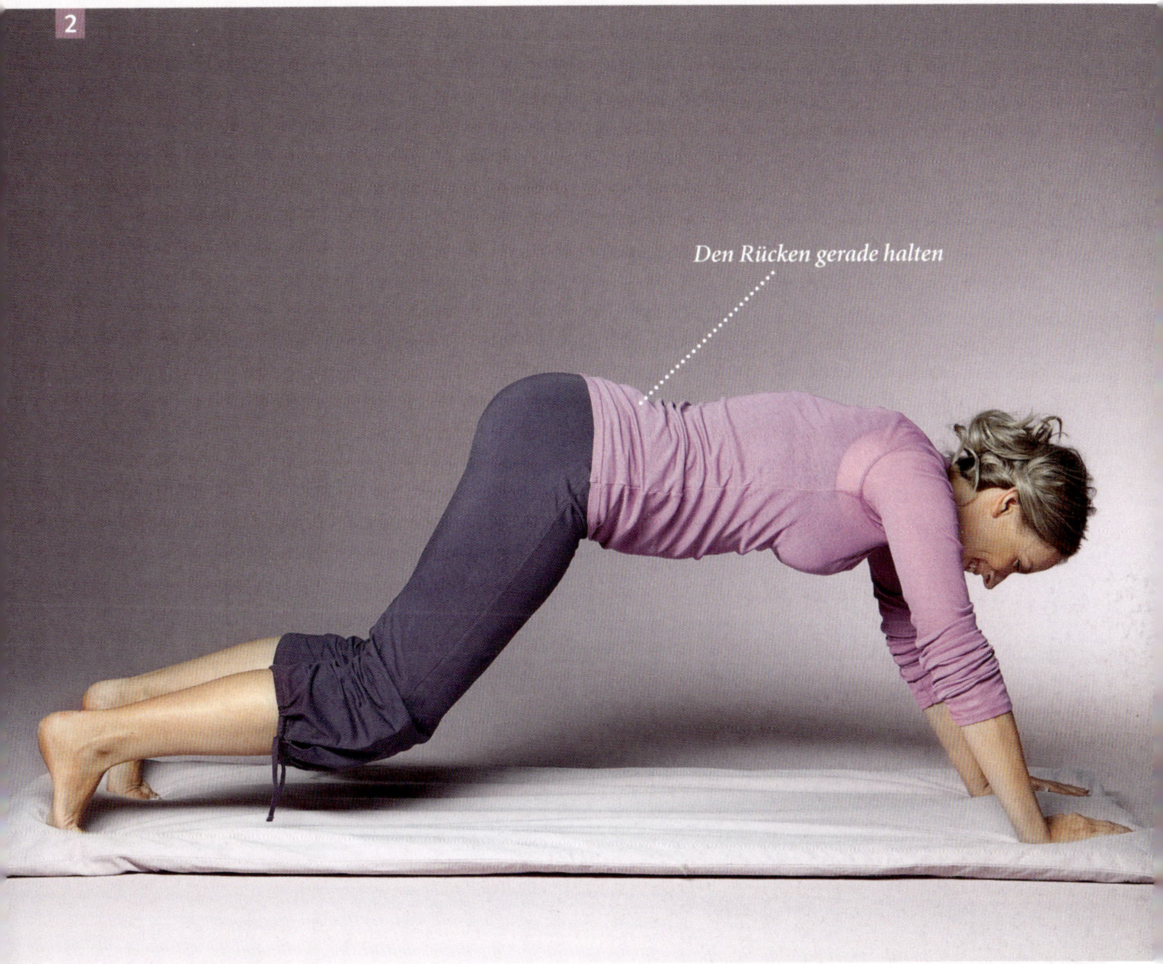

SO STEIGERN SIE IHREN ÜBUNGSERFOLG

Noch effektiver und abwechslungsreicher ist die Übung, wenn Sie dabei mit den Knien auf und ab wippen. Alternativ können Sie die Knie wie beim Twist abwechselnd nach rechts und links drehen.

Schwierigere Variante

➤ Bringen Sie die Hände nochmals 10 Zentimeter weiter nach vorne, bevor Sie die Knie vom Boden abheben. 2
So wird die Übung schwieriger, aber auch effektiver. Bitte den Schwierigkeitsgrad aber nicht zu schnell steigern.

Frontstütz easy

WIRKUNG
• Kräftigt die komplette Bauchmuskulatur sowie die Schulter- und Hüftstabilisatoren

➤ Legen Sie sich auf den Bauch.

➤ Positionieren Sie die Ellenbogen unterhalb Ihrer Schultern. Die Unterarme liegen parallel am Boden.

➤ Stellen Sie die Füße auf, ziehen Sie den Bauchnabel so weit Sie können nach innen zur Wirbelsäule und aktivieren Sie Ihren Beckenboden.

➤ Heben Sie Ihren Körper mit einem »Uffff« bis zu den Knien vom Boden ab. Halten Sie die Spannung, während Sie weiter atmen, und zählen Sie in Gedanken langsam bis 10. 1

➤ Achten Sie darauf, dass Ihr Bauchnabel eingezogen bleibt und der Po nicht ausweicht. Oberkörper und Oberschenkel bilden eine Linie und auch der Kopf wird in Verlängerung der Wirbelsäule gehalten.

➤ Wiederholen Sie diese Übung mindestens 5-mal.

SO STEIGERN SIE IHREN ÜBUNGSERFOLG

Geben Sie nicht gleich auf, wenn Ihr Bauch bei dieser Übung leicht zu zittern beginnt, sondern halten Sie die Spannung. Das Zittern ist ein gutes Zeichen dafür, dass vor allem die tiefe, stabilisierende Muskulatur arbeitet.

1

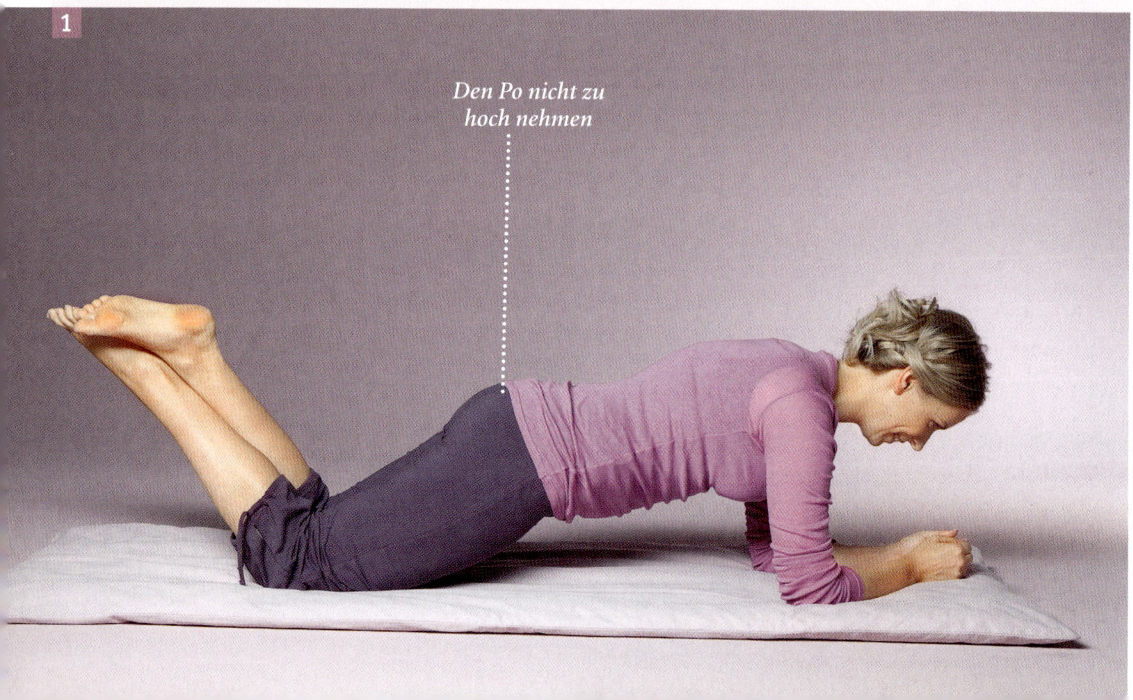

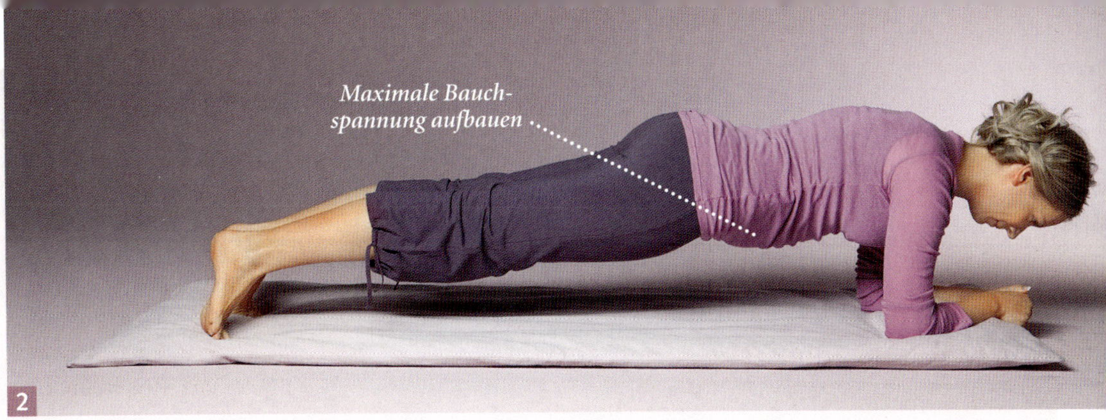

2

Frontstütz strong ● Track 19

WIRKUNG
• Trainiert sehr effektiv die gesamte Bauchmuskulatur • Kräftigt die Hüft- und Schulterstabilisatoren

➤ Legen Sie sich auf den Bauch. Positionieren Sie die Ellenbogen unter Ihren Schultergelenken. Die Unterarme werden parallel zueinander am Boden abgelegt.

➤ Stellen Sie die Füße auf, ziehen Sie den Bauchnabel fest zur Wirbelsäule und aktivieren Sie Ihren Beckenboden.

➤ Heben Sie dann mit der Ausatmung auf »uffff« Ihren Körper komplett vom Boden ab.

➤ Bleiben Sie dabei möglichst parallel zur Unterlage, das heißt, der Körper ist in einer Linie, der Kopf wird in Verlängerung der Wirbelsäule gehalten. 2

➤ Atmen Sie weiter und halten Sie diese Position. Zählen Sie im Sekundenrhythmus mit, bis Sie die Spannung nicht mehr halten können, und legen Sie Ihren Körper dann langsam wieder ab. Wiederholen Sie diese Übung mindestens 3-mal.

SO STEIGERN SIE IHREN ÜBUNGSERFOLG

Kombinieren Sie den Frontstütz mit einer Übung für die Rückenmuskulatur und führen Sie beide Übungen jeweils im Wechsel durch. Während die eine Muskelgruppe pausiert, arbeitet der Gegenspieler. So gewährleisten Sie optimales Training für Ihren kompletten Rumpf.

Schwierigere Variante

➤ Nachdem Sie den Körper vom Boden gelöst haben, heben Sie ein Bein oder einen Arm vom Boden ab. Achten Sie darauf, dass Sie die Grundspannung des Rumpfes nicht verändern. 3

3
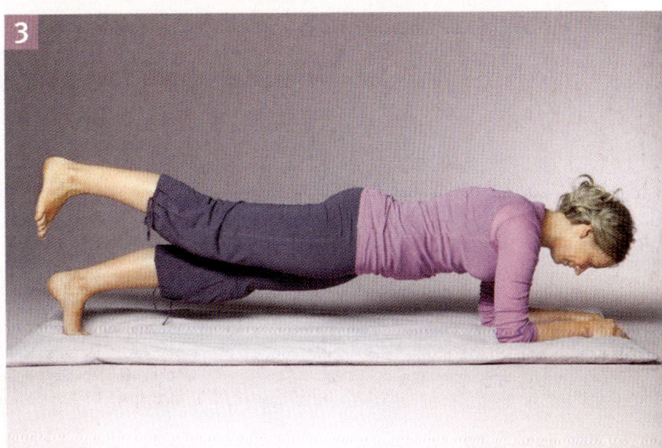

1

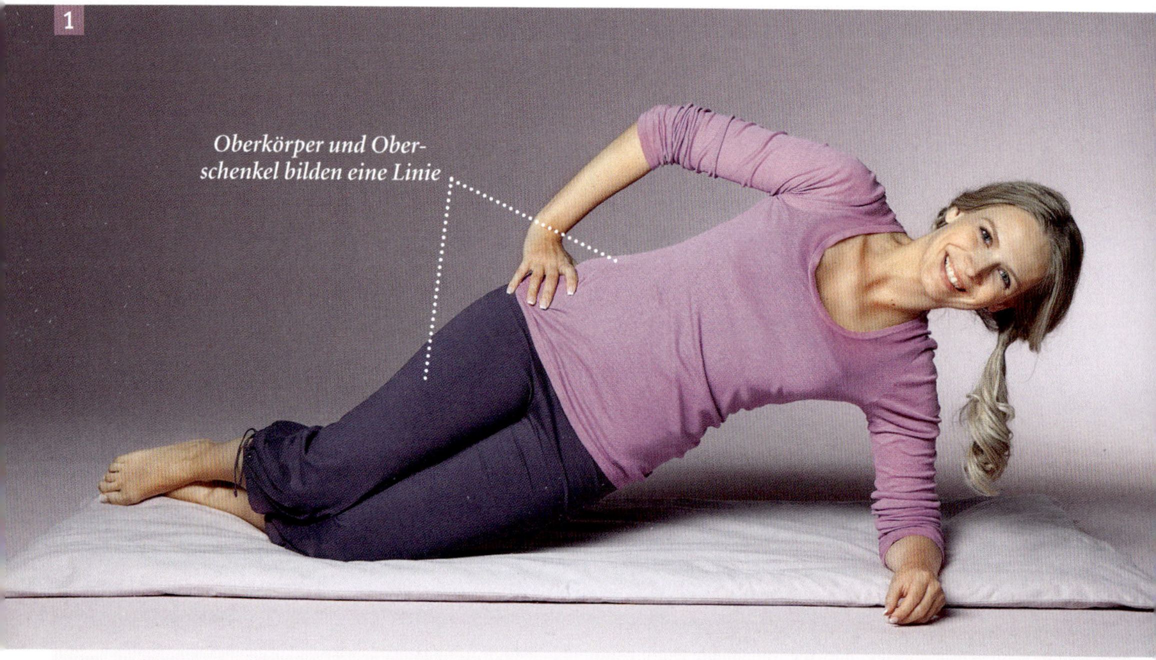

Seitstütz easy ● Track 8

WIRKUNG

• Kräftigt vor allem die tiefe, taillenformende Bauchmuskulatur • Sorgt für eine schlanke Taille

➤ Legen Sie sich am Boden auf eine Seite und winkeln Sie Ihre Beine leicht an.

➤ Stellen Sie den unteren Ellenbogen unter der Schulter auf, indem Sie den Rumpf anheben. Stützen Sie die obere Hand in die Taille.

➤ Aktivieren Sie ausatmend Bauch- und Beckenbodenmuskulatur und heben Sie die Hüfte nach oben. 1

➤ Achten Sie bitte darauf, dass die untere Schulter Sie aktiv hält und der Kopf die Schulter nicht berührt.

➤ Einatmend senken Sie die Hüfte wieder ab.

➤ Wiederholen Sie diese Übung 15-mal und wechseln Sie dann die Seite.

SO STEIGERN SIE IHREN ÜBUNGSERFOLG

Tasten Sie mit der oberen Hand einmal die Muskulatur der unteren Taille, während Sie die Hüfte in der Luft halten. So bekommen Sie ein besseres Gespür dafür, wie die taillenformenden Muskeln arbeiten.

Schwierigere Variante

➤ Halten Sie die Hüfte für mehrere Atemzüge in der Luft. Ziehen Sie dabei zusätzlich den Bauchnabel zur Wirbelsäule.

Seitstütz halber Frosch

WIRKUNG
• Kräftigt die taillenformende Bauchmuskulatur • Aktiviert sämtliche Stabilisatoren im Körper • Trainiert das Gleichgewicht

➤ Legen Sie sich am Boden auf eine Seite und winkeln Sie Ihre Beine leicht an.

➤ Stellen Sie den unteren Ellenbogen unter der Schulter auf, indem Sie den Rumpf anheben. Stützen Sie die obere Hand in die Taille.

➤ Aktivieren Sie ausatmend Bauch- und Beckenbodenmuskulatur und heben Sie die Hüfte nach oben in die Luft, bis Oberkörper und Oberschenkel eine Linie bilden.

➤ Während Sie nun die Hüfte in der Luft halten, strecken Sie den oberen Arm und das obere Bein lang nach oben aus. 2

➤ Ziehen Sie aus dieser Position das obere Knie und den oberen Ellenbogen zusammen, sodass sie sich berühren. 3

➤ Strecken Sie sie wieder aus. Wiederholen Sie diese Bewegungsfolge mindestens 15-mal und achten Sie darauf, dass die Hüfte die ganze Zeit in der Luft bleibt. Wechseln Sie dann die Seite.

SO STEIGERN SIE IHREN ÜBUNGSERFOLG

Halten Sie sich bei dieser Übung ganz aktiv in der Luft. Dabei ist der Bauch die gesamte Zeit aktiviert und der Atem fließt. Eine bewusste Ausatmung auf »pffff« stimuliert dabei noch den Beckenboden.

2

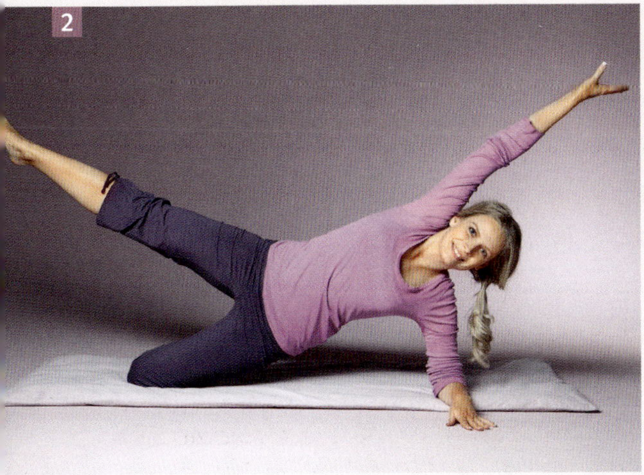

3

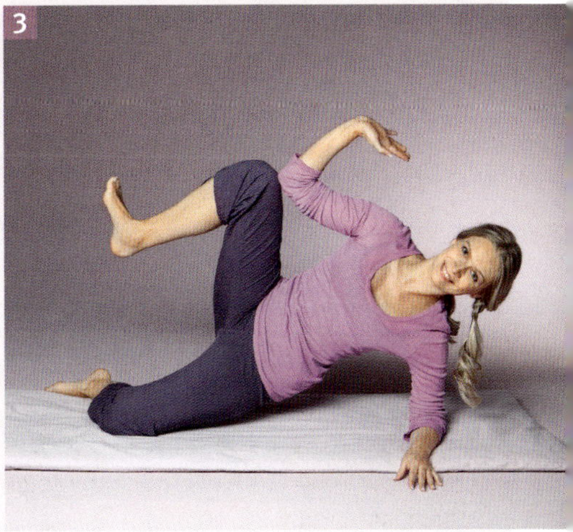

1

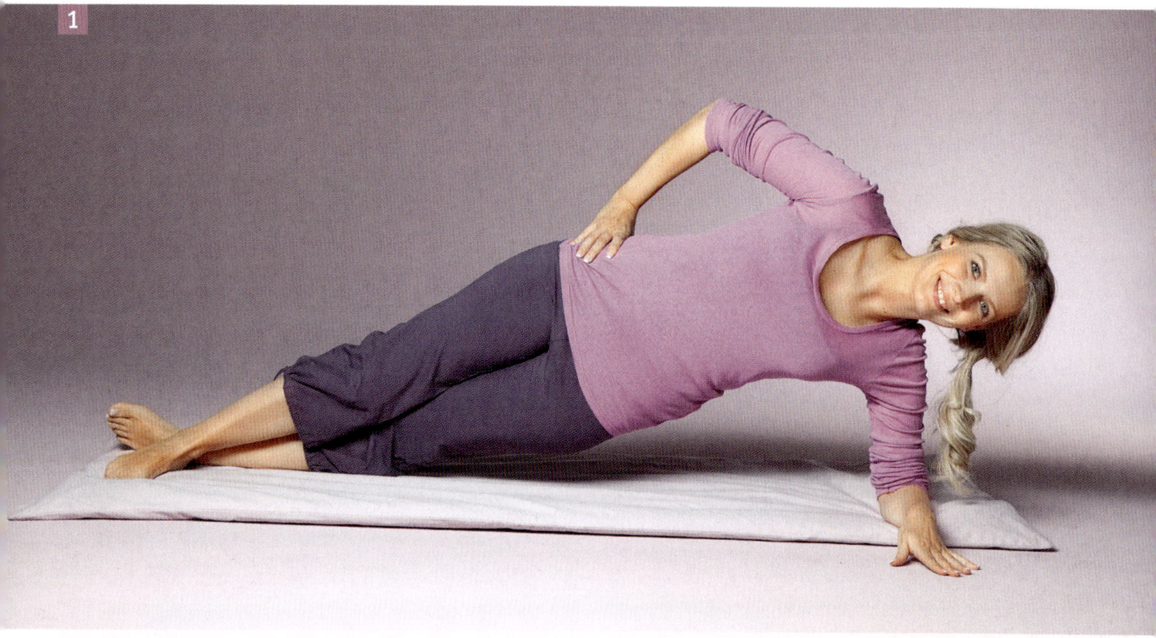

Seitstütz strong

WIRKUNG

• Kräftigt sehr effektiv vor allem die tiefe, taillenformende, aber auch die schräge Bauchmuskulatur

➤ Legen Sie sich am Boden langgestreckt auf eine Seite.

➤ Heben Sie den Rumpf und stützen Sie sich auf den unteren Ellenbogen. Die Beine bleiben lang ausgestreckt. Legen Sie Ihre Füße entweder aufeinander oder voreinander auf dem Boden ab.

➤ Aktivieren Sie Bauch- und Beckenbodenmuskulatur und heben Sie nun mit der Ausatmung »pffff« den gesamten Körper vom Boden ab. Bilden Sie dabei möglichst eine Linie. 1

➤ Bleiben Sie, während Sie weiteratmen, in dieser Position. Ziehen Sie ganz bewusst den Bauchnabel noch ein klein wenig zusätzlich ein.

➤ Nach 10 Sekunden lösen Sie die Spannung, indem Sie Ihren Körper auf dem Boden ablegen.

➤ Wiederholen Sie die Übung 3-mal und wechseln Sie dann die Seite.

SO STEIGERN SIE IHREN ÜBUNGSERFOLG

Diese Übung ist der Garant für eine schlanke Taille, wenn Sie darauf achten, dass Ihr Körper wirklich eine Linie bildet, Ihr Bauch aktiviert ist und der Atem fließt. Halten Sie durch, Sie werden sehr schnell besser werden.

Taillenlift • Track 13

WIRKUNG
• Kräftigt vor allem die tiefe, taillenformende Bauchmuskulatur

➤ Legen Sie sich am Boden auf eine Seite und machen Sie sich ganz lang. Ihre gestreckten Beine liegen aufeinander.

➤ Stützen Sie Ihre obere Hand zur Stabilisierung vor dem Körper auf. Ihr Kopf ruht auf der Hand des unteren, angewinkelten Arms.

➤ Aktivieren Sie Ihre Bauch- und Beckenmuskulatur. Dann heben Sie beim Ausatmen beide Beine geschlossen an. 2

➤ Senken Sie danach die Beine ab, ohne sie ganz am Boden abzulegen, und heben Sie sie wieder an. Vergessen Sie dabei das Weiteratmen nicht.

➤ Wiederholen Sie diese Übung 15-mal. Machen Sie 3 Durchgänge mit Pausen dazwischen. Wechseln Sie dann die Seite.

Schwierigere Variante

➤ Heben Sie gleichzeitig mit der Ausatmung Oberkörper und Beine an. Achten Sie darauf, dass sich Ihre Rippen und die Hüftknochen dabei annähern. Der Kopf wird weiterhin mit der unteren Hand gestützt. 3

SO STEIGERN SIE IHREN ÜBUNGSERFOLG

Sie müssen Ihre Füße nicht allzu hoch heben, 20 bis 30 Zentimeter reichen völlig aus. Arbeiten Sie dafür ganz ohne Schwung, nur mit der Kraft Ihrer Muskulatur. Dabei wird die seitliche Bauchmuskulatur kräftig angespannt.

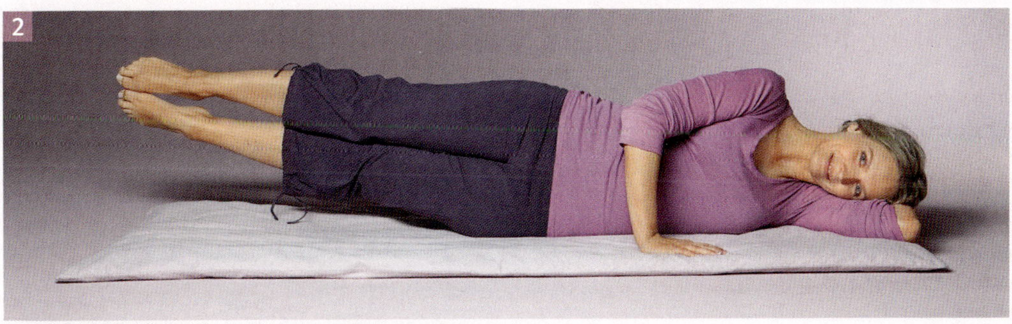

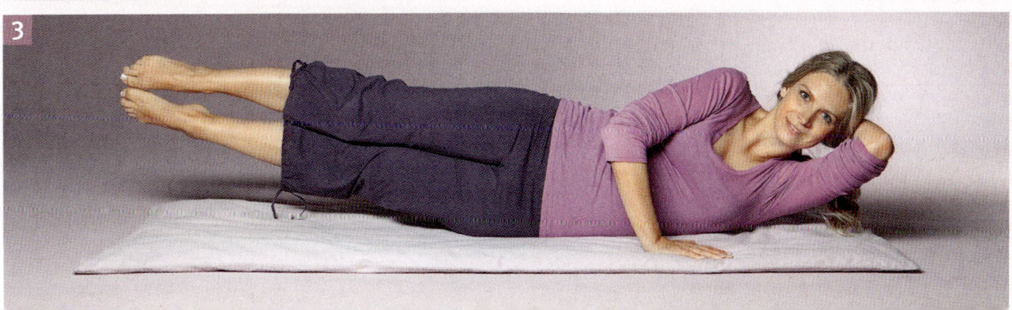

Hip-Lift ● Track 24

WIRKUNG

• Kräftigt den Beckenboden und den Unterbauch

➤ Legen Sie sich auf den Rücken. Ihre Arme liegen neben Ihrem Körper am Boden, die Handflächen schauen nach unten.

➤ Heben Sie nacheinander die Beine hoch, sodass die Knie über Ihren Hüftgelenken stehen und Knie und Hüften einen rechten Winkel bilden.

➤ Spannen Sie den Beckenboden an und ziehen Sie den Bauchnabel ein.

➤ Heben Sie nun, indem Sie den Rücken fest in die Unterlage drücken, mit der Ausatmung den Po leicht nach oben. 1

➤ Mit der nächsten Einatmung legen Sie den Po wieder ab.

➤ Wiederholen Sie diese Übung 10-mal. Machen Sie 3 Durchgänge, zwischen denen Sie kurze Pausen einlegen.

1

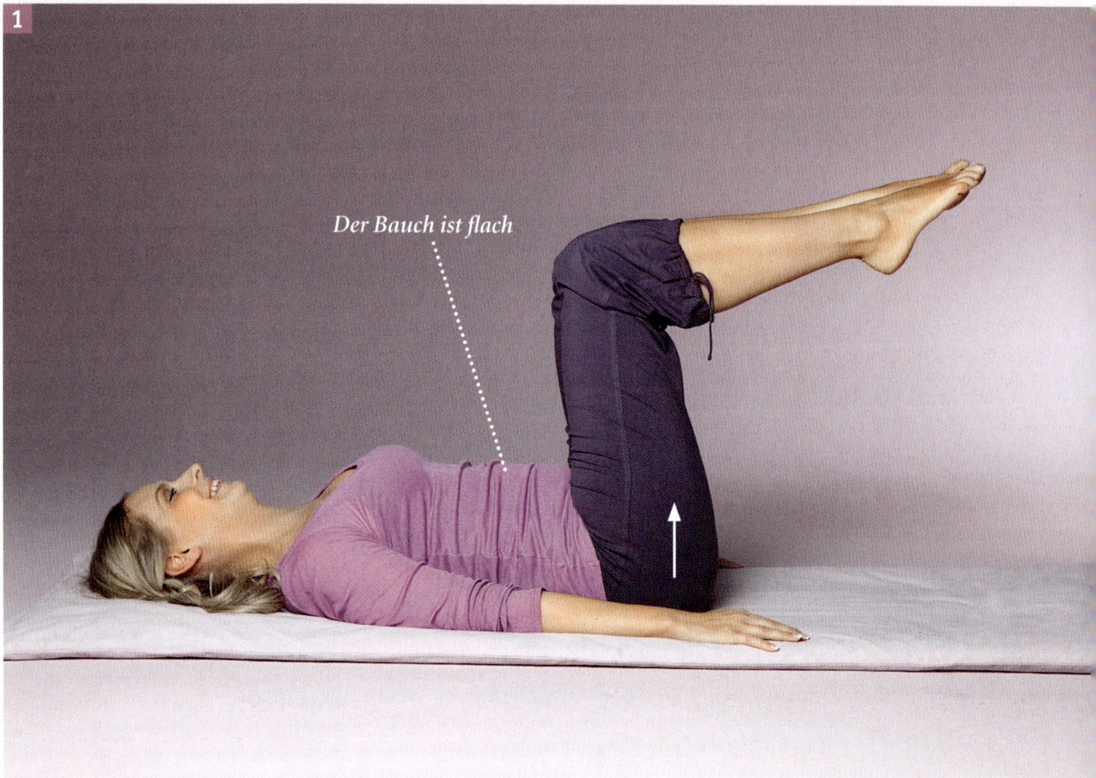

2

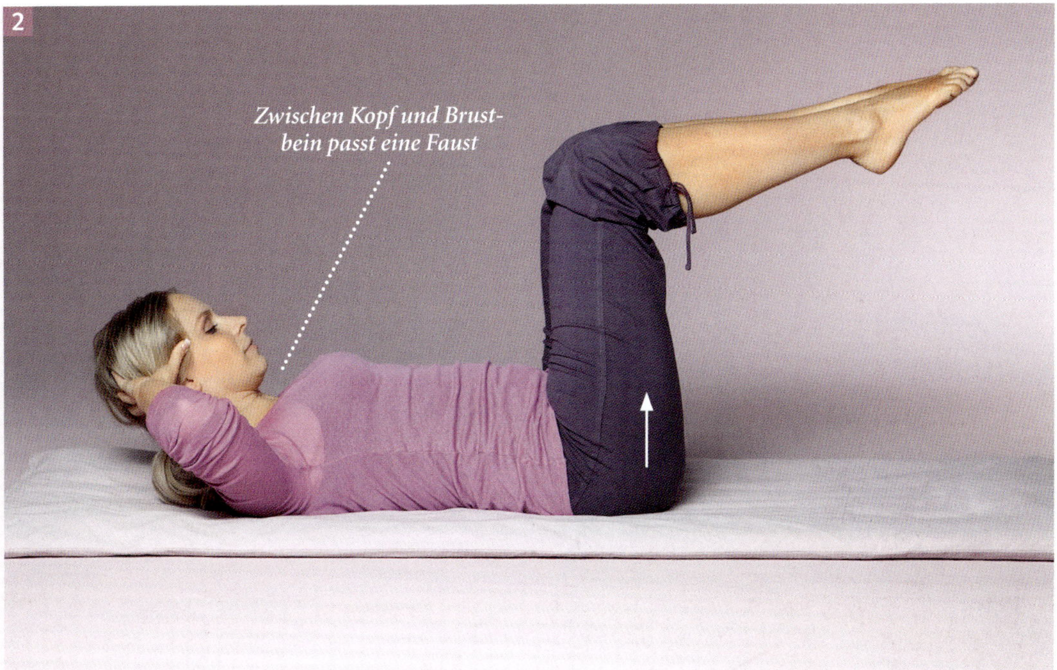

➤ Bei dieser und den folgenden Übungen (Seite 52 bis 57) wird durch die Verkürzung des Oberkörpers Druck auf den Beckenboden ausgeübt. Sollten Sie das Gefühl haben, mit dem Beckenboden nicht gegenhalten zu können, verzichten Sie vorerst auf die Übungen und versuchen Sie es in zwei Wochen erneut. Das gilt auch, wenn sich beim Üben der Bauch stark vorwölbt oder eckig wie ein Dach vorsteht – ein Zeichen, dass die geraden Bauchmuskeln noch überfordert sind.

Schwierigere Variante

➤ Heben Sie gleichzeitig mit dem Po auch den Kopf an, wobei Sie die Fingerspitzen hinter die Ohren legen und dadurch Ihren Nacken stützen. Die Ellenbogen zeigen dabei nach außen. 2

SO STEIGERN SIE IHREN ÜBUNGSERFOLG

Lassen Sie Ihr Baby mitturnen: Legen Sie es sich bäuchlings mit dem Gesicht zu Ihnen auf Ihre Unterschenkel und halten Sie es an den Händen oder Schultern fest. Während Ihr Baby Sie anlacht, spüren Sie kaum, dass Sie einige Kilos mehr hochheben müssen, und halten viel länger durch. Diese Turnübung für zwei ist auch wunderbar für zwischendurch geeignet.

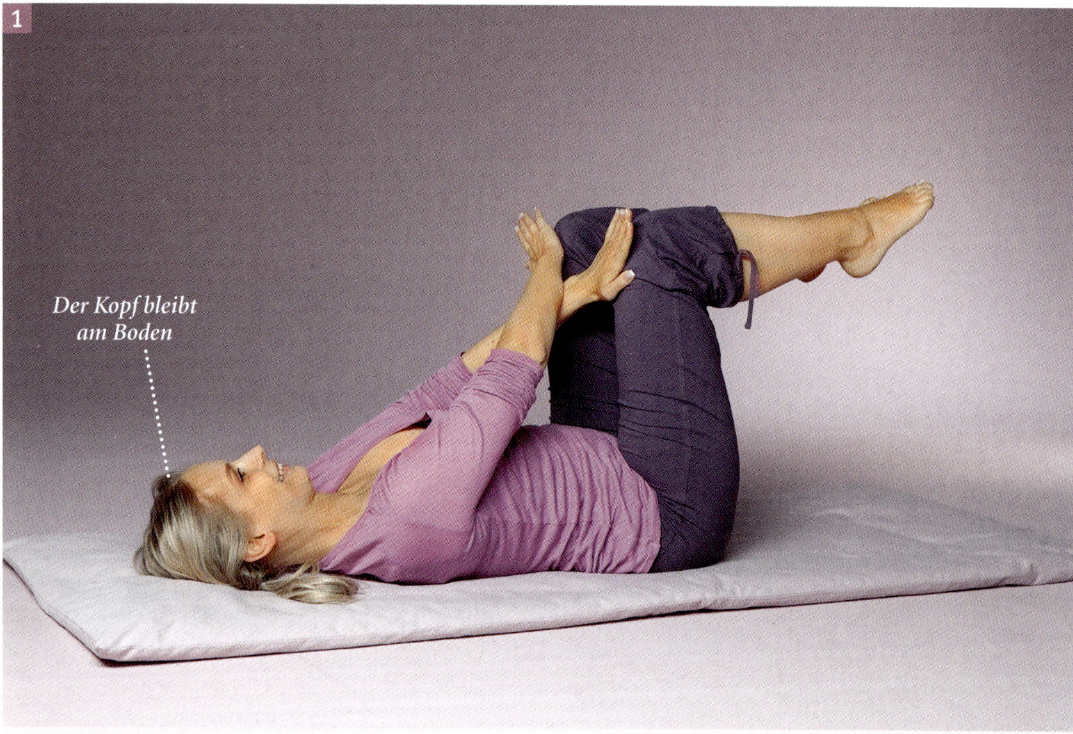

Cross-over ● Track 15

WIRKUNG
- Kräftigt die tiefe Bauchmuskulatur und den Beckenboden

➤ Legen Sie sich auf den Rücken und heben Sie nacheinander die Beine hoch, sodass Knie und Hüften einen rechten Winkel bilden und die Knie genau über Ihren Hüftgelenken stehen.

➤ Überkreuzen Sie Ihre Unterarme und legen Sie Ihre Hände auf das jeweils gegenüberliegende Knie.

➤ Aktivieren Sie Bauch und Beckenboden. Dann drücken Sie mit der Ausatmung Ihre Knie und Hände, so fest Sie können, gegeneinander. 1

➤ Wiederholen Sie diese Übung 10-mal im Atemrhythmus.

SO STEIGERN SIE IHREN ÜBUNGSERFOLG

Beim Cross-over ist es ganz wichtig, dass Sie Ihren Rücken fest auf die Unterlage drücken, den Beckenboden einziehen und die Knie nicht an den Bauch ziehen. Wenn Sie es richtig machen, hebt sich der Po ganz von selbst ein kleines bisschen in die Luft, wie beim »Hip-Lift« (siehe Seite 50).

Leichtere Variante

➤ Heben Sie nur ein Bein an und drücken Sie mit der gegenüberliegenden Hand gegen das Knie. Das andere Bein ist angestellt, der andere Arm liegt neben dem Körper am Boden. Halten Sie die Anspannung über mehrere Atemzüge und aktivieren Sie besonders Bauch- und Beckenbodenmuskulatur. 2

Variante 2

➤ Bleiben Sie in der Position des Cross-over, das heißt, die Beine sind im rechten Winkel angehoben, beide Hände liegen über Kreuz auf den Knien. Drücken Sie nun ausatmend im Wechsel die linke Hand auf das rechte Knie und umgekehrt.

Variante 3

➤ Heben Sie, während Sie die Hände auf die Knie drücken, den Kopf und die Schultern zusätzlich vom Boden ab und halten Sie diese Position während der gesamten Übung. Das trainiert sämtliche Bauchmuskeln. 3

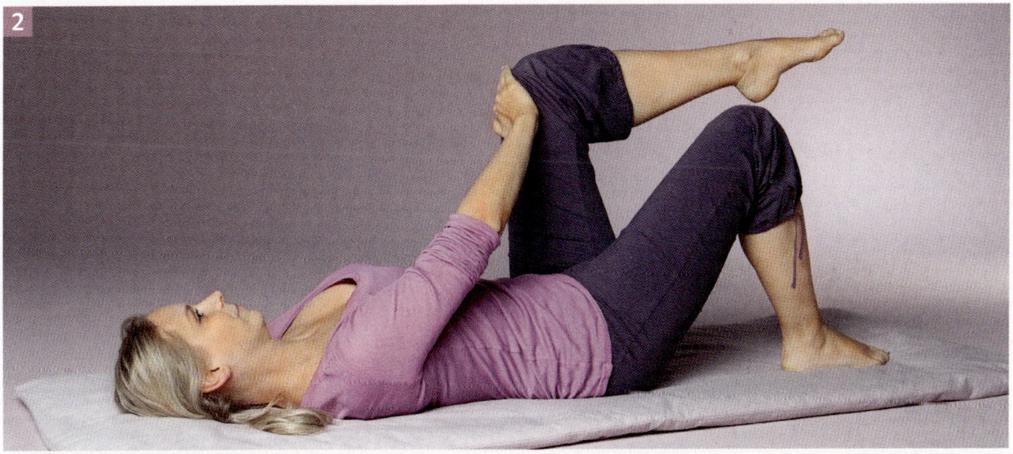

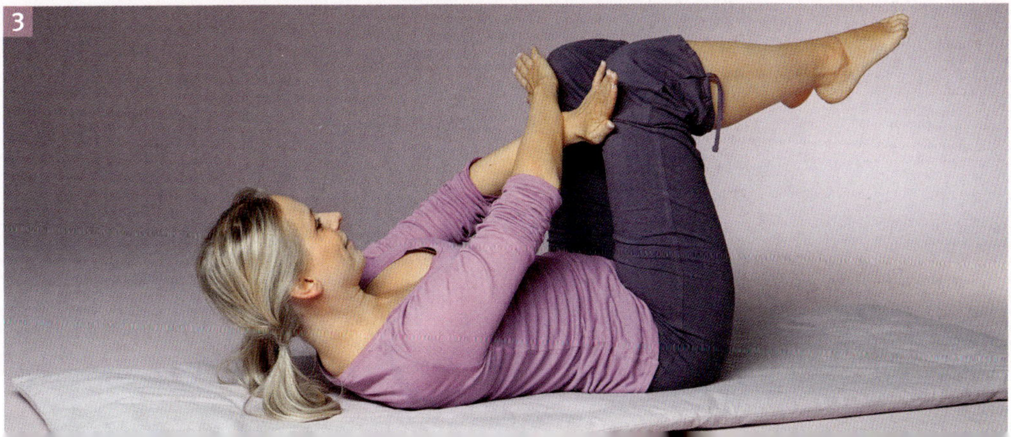

1

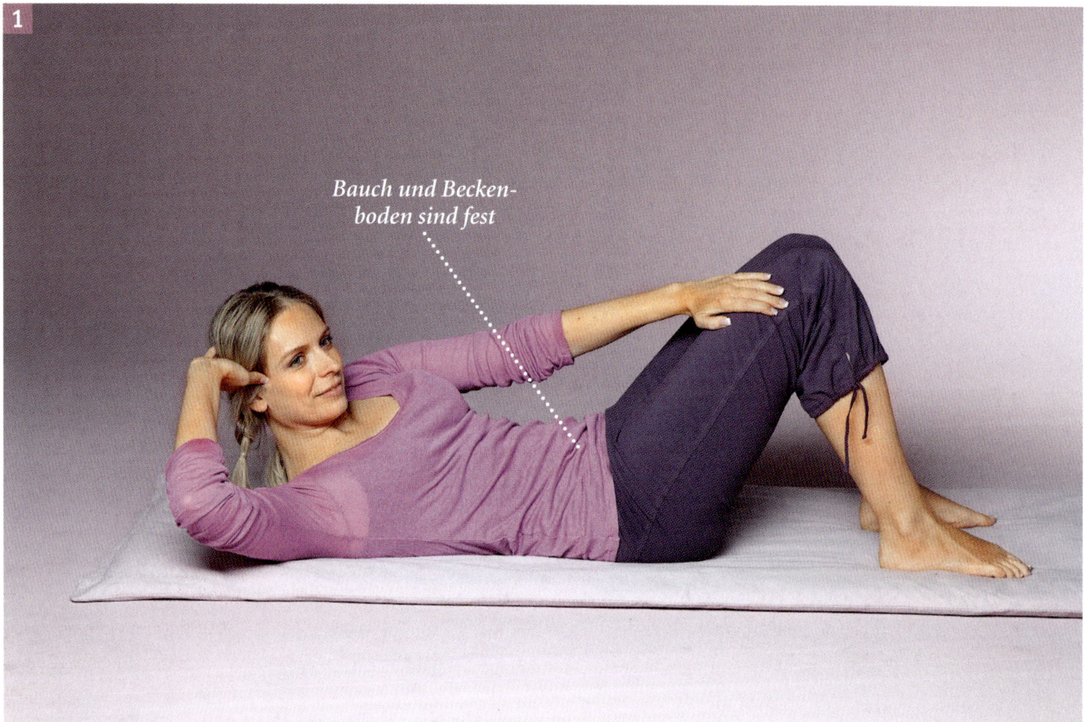

Diagonale Crunches • Track 25

WIRKUNG
• Kräftigt die schrägen Bauchmuskeln

➤ Legen Sie sich auf den Rücken. Stellen Sie Ihre Füße so auf, dass die Knie in etwa einen rechten Winkel bilden. Die Knie sind hüftbreit geöffnet.

➤ Nehmen Sie die Fingerspitzen zur Stabilisation Ihres Kopfes hinter die Ohren, die Daumen liegen an der Schläfe.

➤ Ziehen Sie die Beckenbodenmuskulatur nach innen oben und den Bauchnabel zur Wirbelsäule.

➤ Heben Sie nun den Kopf und die Schultern an, lösen Sie die linke Hand vom Kopf und führen Sie sie mit der Ausatmung zur Außenseite des rechten Knies. 1

➤ Dann wechseln Sie die Seite. Der Kopf wird dabei nicht abgelegt.

➤ Wiederholen Sie diese Übung 15-mal. Machen Sie 3 Durchgänge mit kleinen Pausen dazwischen.

Variante 1

➤ Heben Sie im Liegen das rechte Bein an und legen Sie es auf dem linken ab, sodass das Knie zur rechten Seite außen zeigt.

➤ Führen Sie den linken Ellenbogen mit der Ausatmung zum oben liegenden rechten Knie. 2

➤ Nach 8 Wiederholungen wechseln Sie die Seite. Machen Sie insgesamt 3 Durchgänge.

Variante 2

➤ Starten Sie mit der Beinhaltung aus Variante 1. Heben Sie dann das untere Bein ebenfalls vom Boden ab und halten Sie es rechtwinklig in der Luft.

➤ Führen Sie den linken Ellenbogen mit der Ausatmung zum rechten Knie. 3

➤ Nach 8 Wiederholungen wechseln Sie die Seite. Auch hier insgesamt 3 Durchgänge.

SO STEIGERN SIE IHREN ÜBUNGSERFOLG

Für alle Crunches aus der Rückenlage gilt, dass zwischen Kinn und Brustbein Ihre Faust passen sollte, Sie also den Kopf nicht zu sehr abknicken. Wenn Sie Nackenprobleme haben, unterstützen Sie den Kopf, indem Sie sich auf ein Handtuch legen und die Zipfel mit den Händen fassen. So heben Sie den Kopf problemlos mit an.

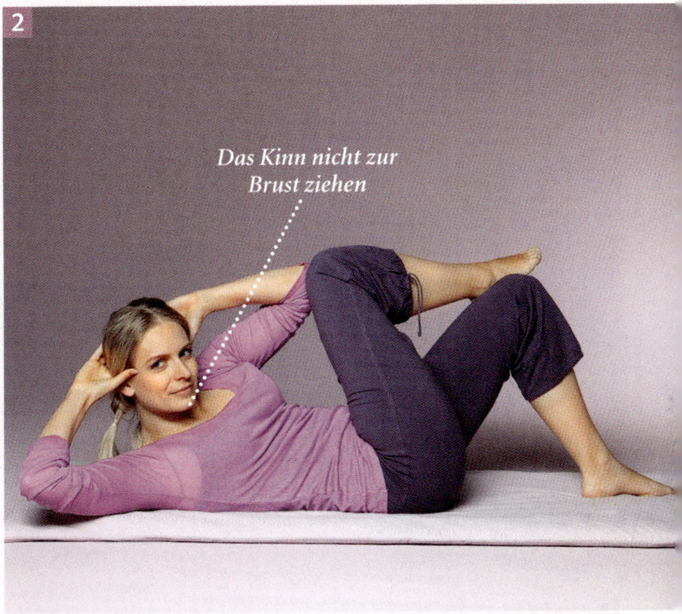
2
Das Kinn nicht zur Brust ziehen

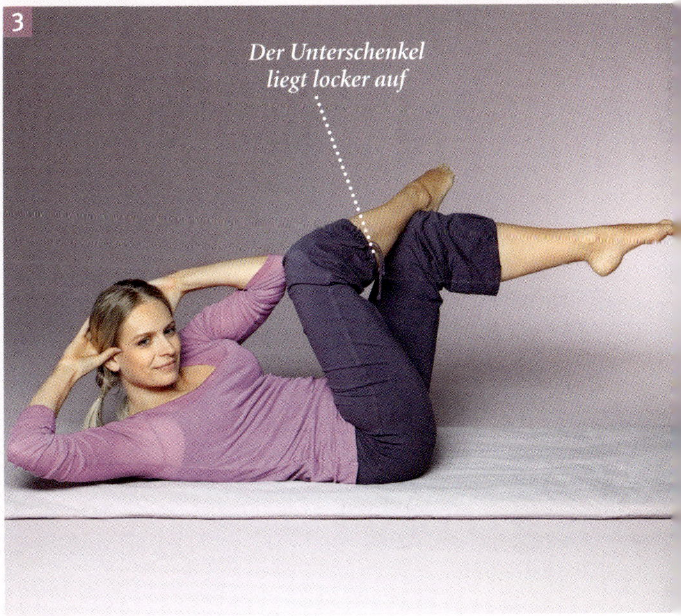
3
Der Unterschenkel liegt locker auf

1

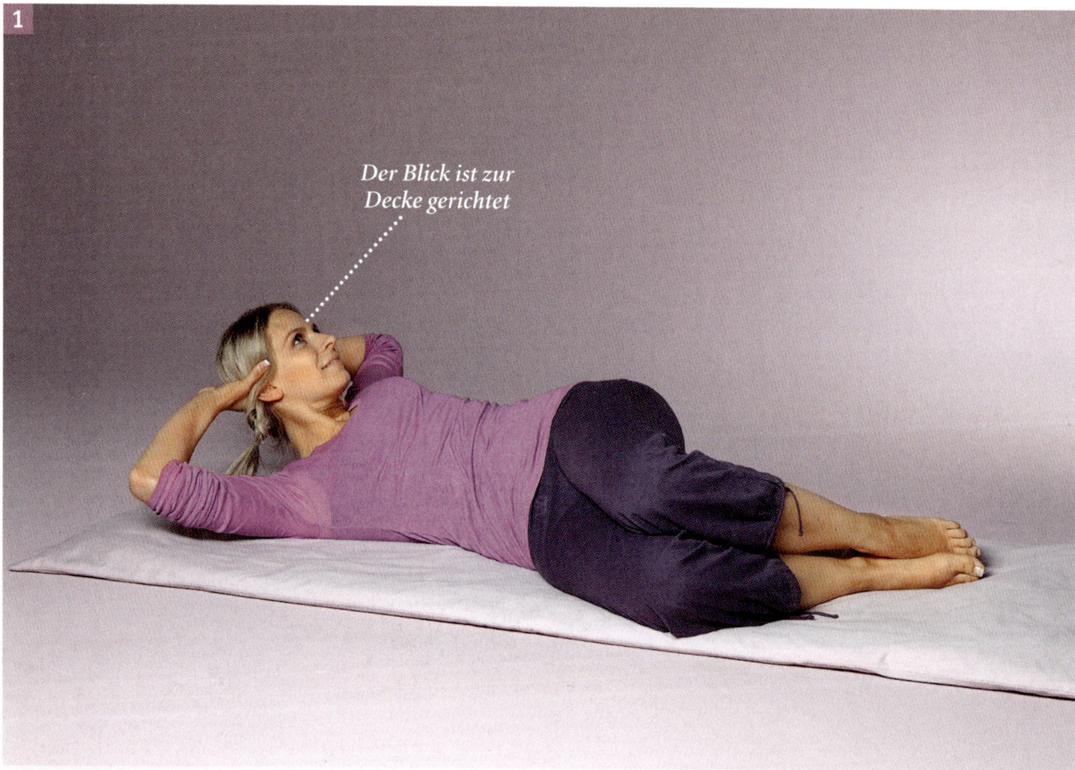

Side-Crunches

WIRKUNG

• Trainiert die schräge und quer verlaufende Muskulatur • Sorgt für eine schlanke Taille

➤ Legen Sie sich auf den Rücken. Stellen Sie die Beine so auf, dass die Knie einen rechten Winkel bilden. Die Füße stehen nebeneinander, die Knie berühren sich.

➤ Legen Sie nun beide Knie auf einer Seite am Boden ab.

➤ Bringen Sie Ihre Fingerspitzen hinter die Ohren, die Daumen legen Sie an die Schläfe, die Ellenbogen zeigen nach außen.

➤ Aktivieren Sie ausatmend Bauch- und Beckenbodenmuskulatur und heben Sie Kopf und Schulterblätter etwas an. 1

➤ Wiederholen Sie die Übung 10-mal und wechseln Sie dann auf die andere Seite. Machen Sie insgesamt 3 Durchgänge.

Variante 1

➤ Während Sie den Kopf und die Schulterblätter anheben, öffnen Sie gleichzeitig die Knie, indem Sie das obere Bein nach oben führen. Die Füße bleiben dabei fest aneinander gelegt. 2

Schwierigere Variante

➤ Heben Sie Kopf und Schulterblätter an, gleichzeitig beide Beine abheben und in der Luft halten. Die Knie öffnen sich dabei, die Füße bleiben geschlossen. 3

➤ Rollen Sie zwischen den Wiederholungen nicht auf den Rücken zurück.

SO STEIGERN SIE IHREN ÜBUNGSERFOLG

Versuchen Sie, den Abstand zwischen den oberen Rippen und den oberen Hüftknochen zu verkürzen. Dann wird genau die richtige Muskulatur angesprochen, Ihr Bauch wird schön flach und die Taille schmal. Lassen Sie während der Übung auch den Beckenboden nicht locker.

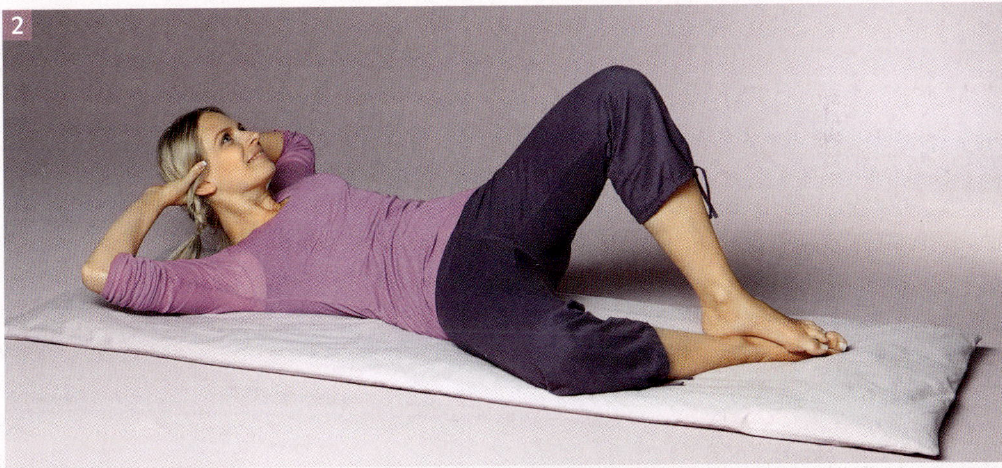

2

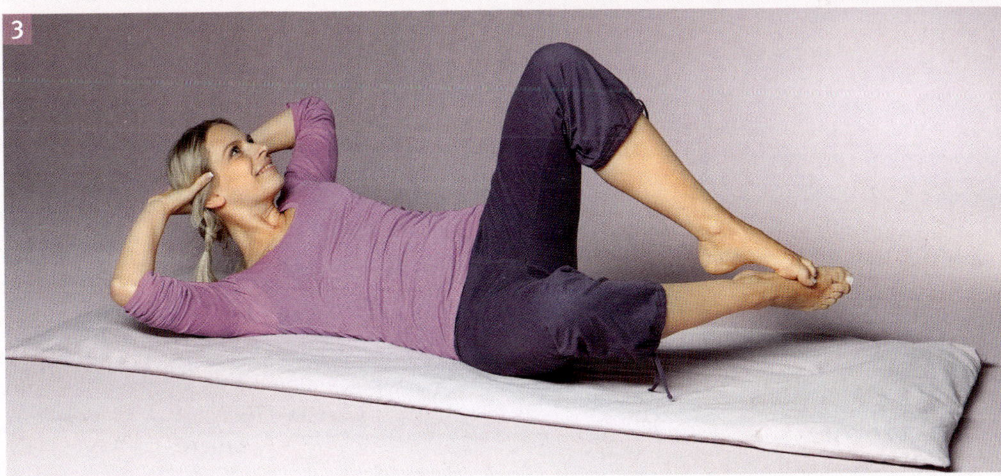

3

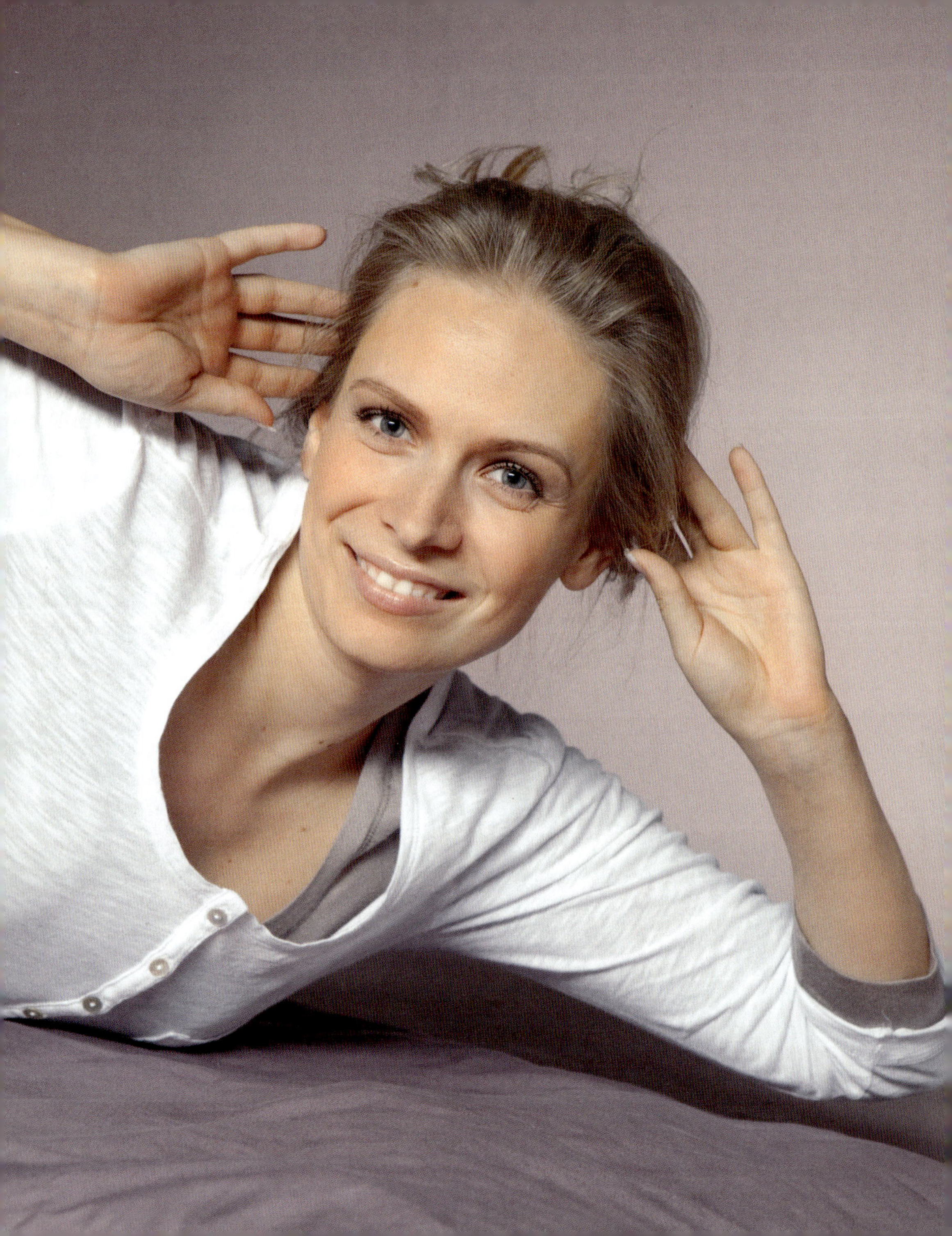

WORKOUT FÜR DEN GANZEN KÖRPER

Nachdem der Fokus bisher auf Bauch- und Beckenbodenmuskulatur lag, geht es bei den nun folgenden Übungen um den gesamten Körper. Dazu gehören neben der Basis Beckenboden und dem Bauch auch die Schultern und Oberarme, die Rücken- und Brustmuskulatur, der Po und die Oberschenkel.

VON DEN SCHULTERN BIS ZUM BECKEN

Um das Gleichgewicht der Muskulatur zu erhalten, ist es wichtig, dass Sie die verschiedenen Körperpartien ausgewogen trainieren. Die Übungen in diesem Buch lassen sich hervorragend kombinieren. Wenn Sie zum Beispiel Ihren Bauch trainieren (siehe Übungen ab Seite 39), denken Sie auch an eine Übung für den unteren Rücken (siehe Seite 68). Dann darf sich die vordere Partie entspannen. Eine schöne, effektive Arbeitsteilung!

1

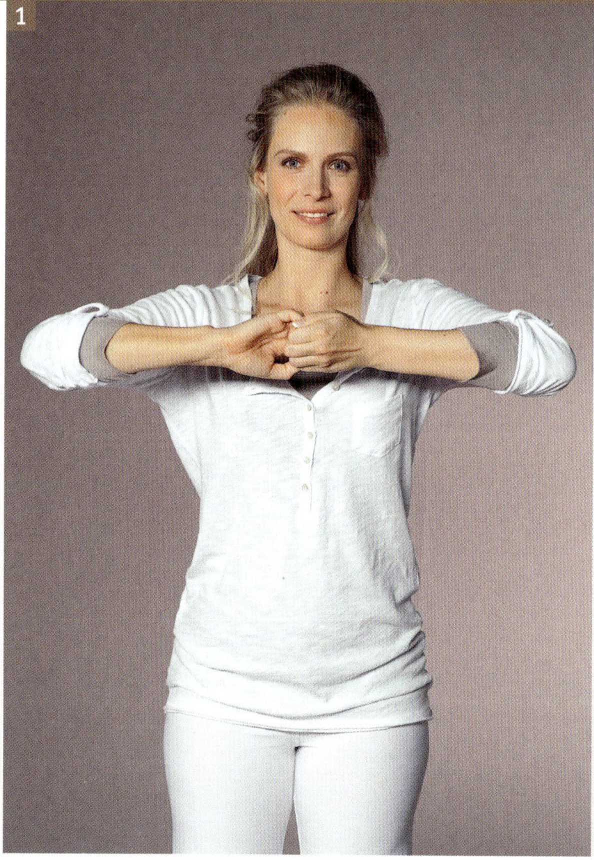

Fingerzug

WIRKUNG
• Kräftigt die Schulter- und Nackenmuskulatur

➤ Setzen oder stellen Sie sich aufrecht hin und machen Sie Ihren Rücken lang.

➤ Heben Sie Ihre Arme, lassen Sie die Schultern jedoch unten. Bringen Sie die Ellenbogen nach außen und verhaken Sie Ihre Finger vor der Brust ineinander.

➤ Aktivieren Sie Bauch- und Beckenboden und ziehen Sie ausatmend kräftig an Ihren Fingern. 1

➤ Wiederholen Sie die Übung 10-mal. Machen Sie insgesamt 3 Durchgänge mit Pausen dazwischen.

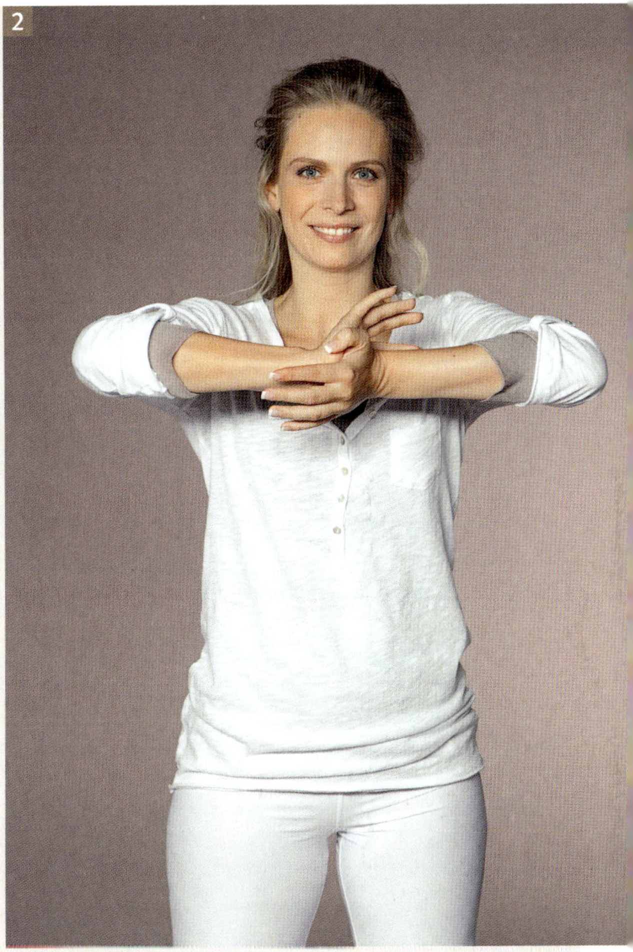

SO STEIGERN SIE IHREN ÜBUNGSERFOLG

Diese Übung hat, ebenso wie die folgende (Brusthüpfer), den Vorteil, dass sie sich jederzeit und überall durchführen lässt. Nutzen Sie diese Möglichkeit, vor allem, wenn Ihnen für Ihr regelmäßiges Training wenig Zeit zur Verfügung steht. Wenn Sie bei der Übung Ihrer Ausatmung noch einen Ton (»pffff«) mitgeben, stimulieren Sie gleichzeitig Beckenboden und Bauch.

Brusthüpfer

WIRKUNG
• Trainiert die Brustmuskulatur

➤ Setzen oder stellen Sie sich aufrecht hin und machen Sie Ihren Rücken lang.

➤ Heben Sie Ihre Arme, lassen Sie die Schultern jedoch unten. Bringen Sie die Ellenbogen nach außen und legen Sie Ihre Handflächen in entgegengesetzter Richtung vor der Brust aufeinander.

➤ Aktivieren Sie Bauch- und Beckenbodenmuskulatur.

➤ Pressen Sie nun ausatmend die Handflächen möglichst fest gegeneinander. 2

➤ Wiederholen Sie die Übung 10-mal. Machen Sie insgesamt 3 Durchgänge mit Pausen dazwischen.

SO STEIGERN SIE IHREN ÜBUNGSERFOLG

Kontrollieren Sie die Übung immer mal wieder vor dem Spiegel: So können Sie sehen, wie Ihre Brust sich bei der Anspannung hebt und bei der Entspannung senkt. Und je schneller Sie die Kraft aufbauen und lösen, umso mehr hüpft die Brust. Ein kräftiger Brustmuskel sorgt nachhaltig für einen schöneren Busen.

Damenliegestütz ● Track 21

WIRKUNG
• Kräftigt die Brust und Bauchmuskulatur sowie die Armmuskulatur

➤ Gehen Sie in den Vierfüßlerstand. Setzen Sie Ihre Hände weit nach vorne außen auf, die Fingerspitzen sind dabei leicht zueinander gedreht.

➤ Überkreuzen Sie die Unterschenkel und heben Sie sie vom Boden ab.

➤ Strecken Sie die Leisten, indem Sie Ihr Becken Richtung Boden bewegen, bringen Sie also Oberkörper und Oberschenkel in eine Linie.

➤ Aktivieren Sie Bauch- und Beckenbodenmuskulatur.

➤ Senken Sie nun langsam den gesamten Oberkörper in Richtung Unterlage und heben Sie ihn wieder. 1

➤ Wiederholen Sie das 10-mal im Atemrhythmus. Machen Sie insgesamt 3 Durchgänge mit Pausen dazwischen.

SO STEIGERN SIE IHREN ÜBUNGSERFOLG

Wenn Ihnen der Liegestütz anfangs schwerfällt, geben Sie nicht auf, sondern üben Sie umso öfter. So werden Sie schnell merken, wie Ihre Arm-, Brust- und Bauchmuskulatur an Kraft gewinnt und Sie immer länger durchhalten lässt.

Leichtere Variante

➤ Für Untrainierte ist es einfacher, den Po in der Luft zu halten und nur den Oberkörper abzusenken. Probieren Sie aber immer wieder auch die normale Variante.

1

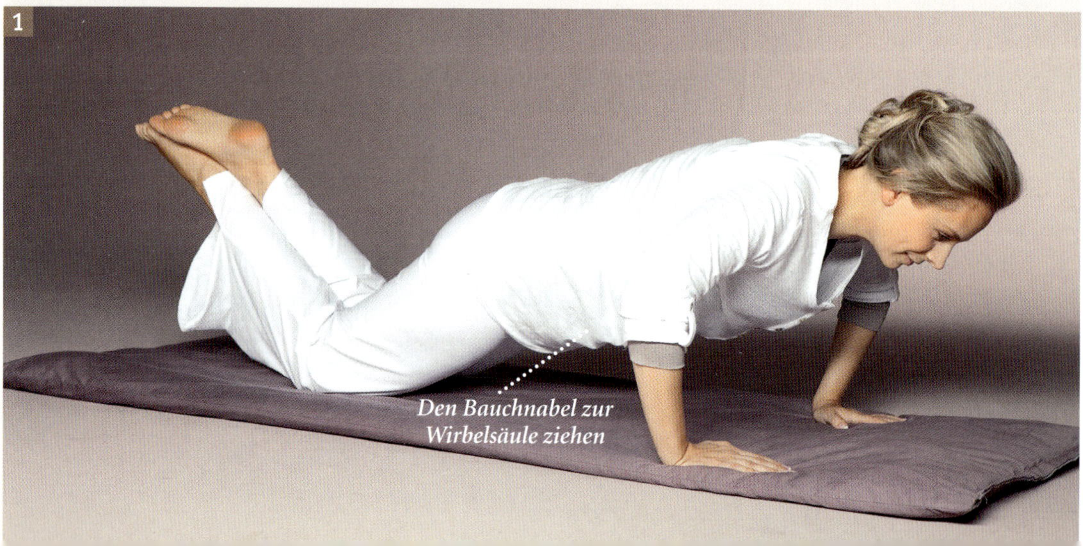

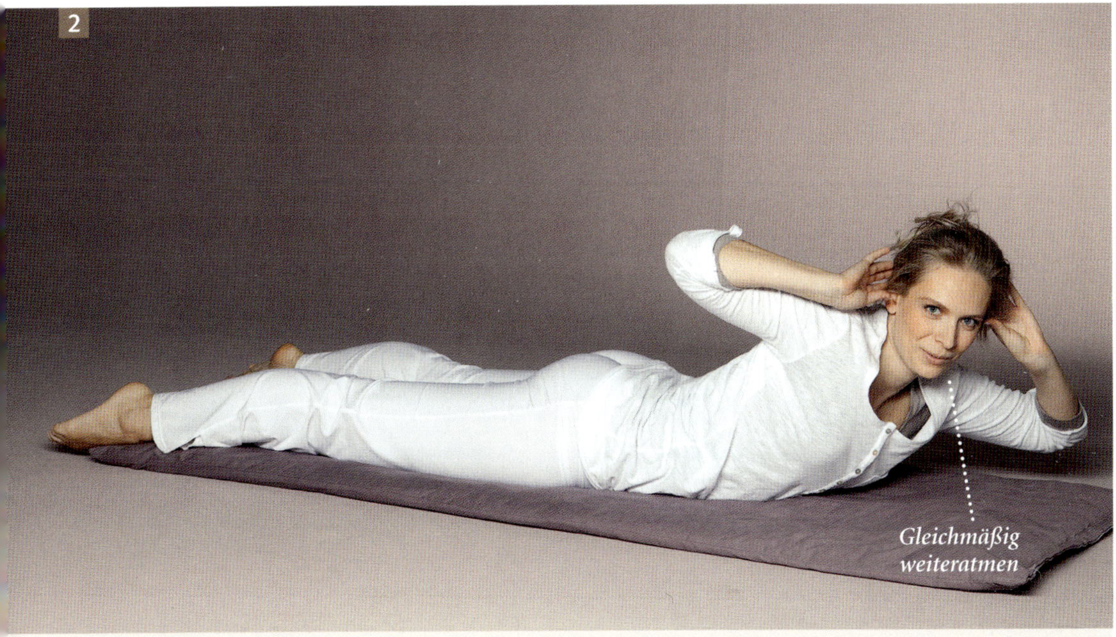

Drehlift ● Track 22

WIRKUNG
• Kräftigt die gesamte Rückenmuskulatur einschließlich der kleinen Rotatoren • Trainiert die Nacken- und Schultermuskulatur

➤ Legen Sie sich auf den Bauch und legen Sie die Hände seitlich an den Kopf. Die Ellenbogen werden dazu angehoben und zeigen nach außen.

➤ Aktivieren Sie leicht die Bauch- und Beckenbodenmuskulatur. Versuchen Sie nun, mit der Ausatmung den Kopf und die Schultern etwas anzuheben. Ziehen Sie dabei Ihre Schulterblätter mittig zusammen.

➤ Stellen Sie sich vor, Sie wollten Ihren Po zu den Füßen ziehen, um ein Hohlkreuz zu vermeiden. Die Füße bleiben am Boden.

➤ Drehen Sie nun den Oberkörper leicht zur Seite. Schauen Sie einmal nach rechts und einmal nach links. 2

➤ Begleiten Sie jede Drehbewegung ausatmend mit einem »Pffff«. Wiederholen Sie die Bewegung langsam und kontrolliert 8-mal zu jeder Seite.

SO STEIGERN SIE IHREN ÜBUNGSERFOLG

Halten Sie bei der Ausführung dieser Übung die Ellenbogen schön weit außen oben und machen Sie zusätzlich noch die Pobacken klein und fest. So haben Sie optimales Training für die gesamte hintere Körperpartie.

Kleine Waage ● Track 7

WIRKUNG
- Kräftigt die gesamte Rumpfmuskulatur
- Aktiviert vor allem die tiefe, kleine Muskulatur über die instabile Position

➤ Gehen Sie in den Vierfüßlerstand. Ihre Knie befinden sich hüftbreit genau unterhalb Ihrer Hüftgelenke, die Hände stehen genau unterhalb Ihrer Schultern, die Finger zeigen leicht nach innen, die Ellenbogen sind minimal angewinkelt.

➤ Der Rücken ist möglichst waagerecht und parallel zum Boden, der Kopf befindet sich in Verlängerung der Wirbelsäule, Ihr Blick ist auf den Boden gerichtet.

➤ Ziehen Sie nun den Beckenboden und den Bauchnabel ein und heben Sie das rechte Bein und den linken Arm gleichzeitig in Verlängerung des Rumpfes an. 1

➤ Halten Sie die Position 5 Atemzüge und wechseln Sie dann nach einer kurzen Pause die Seite. Machen Sie mindestens 3 Durchgänge pro Seite.

Variante

➤ Anstatt die Position zu halten, führen Sie 5-mal Knie und Ellenbogen diagonal unter dem Bauch zusammen und strecken sie wieder auseinander – eine Wohltat für den gesamten Rücken.

SO STEIGERN SIE IHREN ÜBUNGSERFOLG

Diese Übung können Sie ganz toll mit Ihrem Baby zusammen machen. Legen Sie Ihr Kind einfach auf den Boden zwischen Ihre Hände, um Blickkontakt zu haben. Das macht gleich mehr Spaß und hilft Ihnen, motiviert bei Ihrem Training zu bleiben.

1

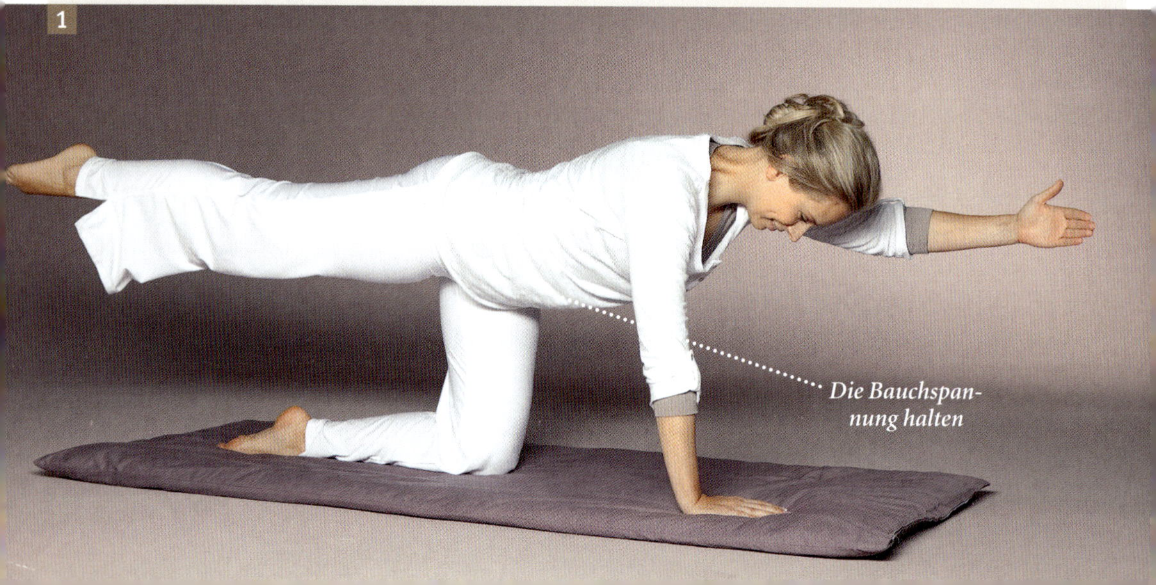

Die Bauchspannung halten

2

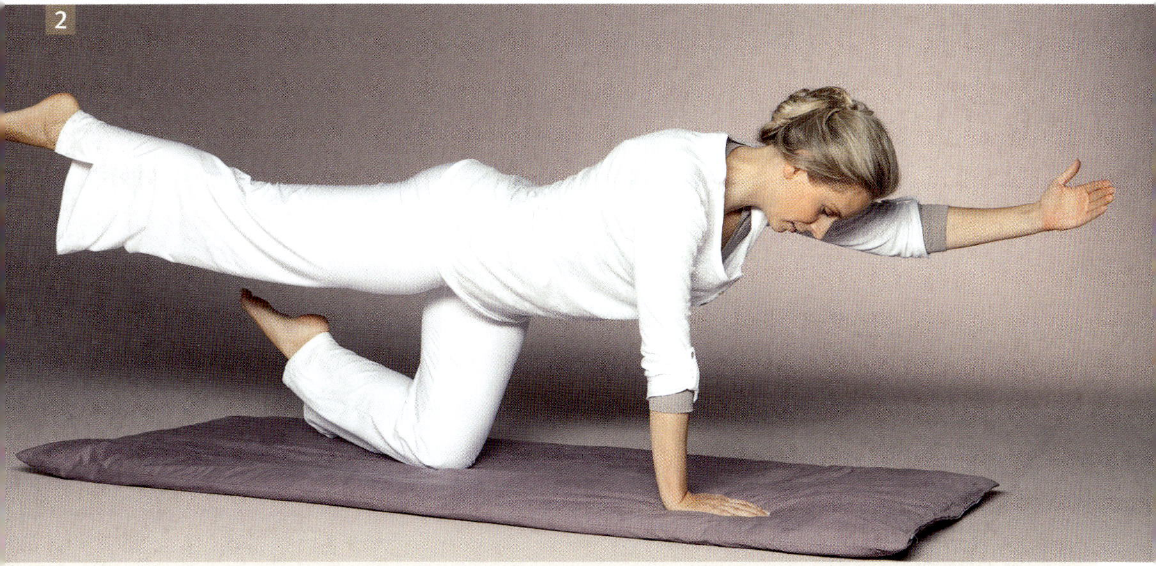

Kleine Wackelwaage • Track 14

WIRKUNG
• Kräftigt die gesamte Rumpfmuskulatur
• Aktiviert vor allem die tiefe, kleine, Muskulatur über die instabile Position

➤ Gehen Sie in den Vierfüßlerstand. Ihre Knie befinden sich hüftbreit unterhalb Ihrer Hüftgelenke, die Hände stehen unterhalb Ihrer Schultern, die Finger zeigen leicht nach innen, die Ellenbogen sind dabei minimal angewinkelt.

➤ Der Rücken ist möglichst waagerecht und parallel zum Boden, der Kopf befindet sich in Verlängerung der Wirbelsäule, Ihr Blick ist auf den Boden gerichtet.

➤ Ziehen Sie den Beckenboden und den Bauchnabel ein und heben Sie das rechte Bein und den linken Arm gleichzeitig in Verlängerung des Rumpfes an.

➤ Steigern Sie nun den positiven Effekt für die tiefe Muskulatur, indem Sie auch den unteren Fuß und den Unterschenkel ein wenig anheben. 2

➤ Halten Sie die Spannung mindestens 15 Sekunden lang. Dann wechseln Sie nach einer kurzen Pause die Seite. Machen Sie 3 Durchgänge pro Seite.

SO STEIGERN SIE IHREN ÜBUNGSERFOLG

Lassen Sie die kleinen Wackelbewegungen Ihres Körpers ruhig zu und freuen Sie sich darüber. Sie zeigen Ihnen, wie sehr die kleinen, tiefen Muskeln vor allem an der Wirbelsäule arbeiten. Diese sind an allen Bewegungen beteiligt und äußerst wichtig für die Stabilisierung der einzelnen Wirbel, aber auch für Ihre Koordination und Ihr Gleichgewicht.

Halbe Waage

WIRKUNG
• Kräftigt den gesamten Rumpf, besonders die tiefe und schräge Bauchmuskulatur • Aktiviert die tiefe, kleine Muskulatur über die instabile Position • Trainiert die Gesäßmuskulatur

➤ Gehen Sie in den Vierfüßlerstand.

➤ Heben Sie aus dieser Position das rechte Bein gestreckt ab, aktivieren Sie Bauch und Beckenboden, drehen Sie Ihren Rumpf zur rechten Seite hin auf und strecken Sie den rechten Arm gerade in die Luft. Halten Sie die Spannung für einige Atemzüge. 1

➤ Wenn Sie sich stabil genug fühlen, heben Sie das obere Bein noch etwa 10 cm höher und senken es mit relativ kleinen schnellen Bewegungen wieder ab.

➤ Wiederholen Sie die Übung 15-mal und wechseln Sie dann nach einer kurzen Pause die Seite. Machen Sie 3 Durchgänge pro Seite.

Schwierigere Variante

➤ Heben Sie zusätzlich den unteren Unterschenkel einige Zentimeter vom Boden ab – eine Top-Gleichgewichtsübung!

SO STEIGERN SIE IHREN ÜBUNGSERFOLG

Versuchen Sie während der gesamten Übung, die Spannung im Körper zu halten, das heißt, der Bauch und der Beckenboden bleiben aktiv. So wird bei dieser Übung auch das Gleichgewicht angesprochen, also ein doppelter Trainingseffekt für Sie.

1

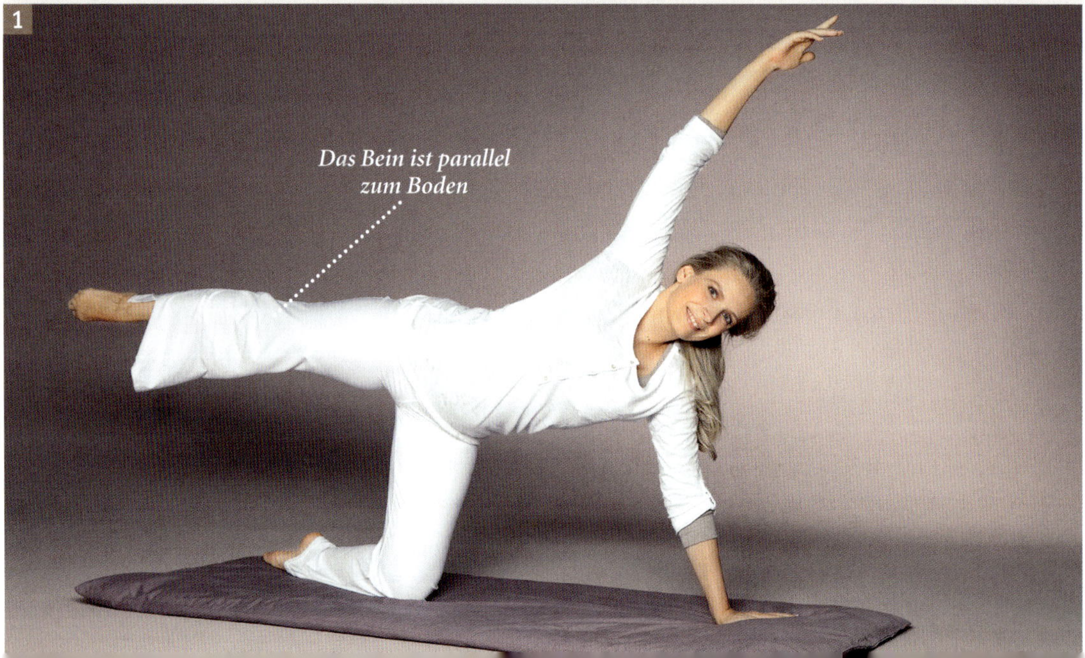

2

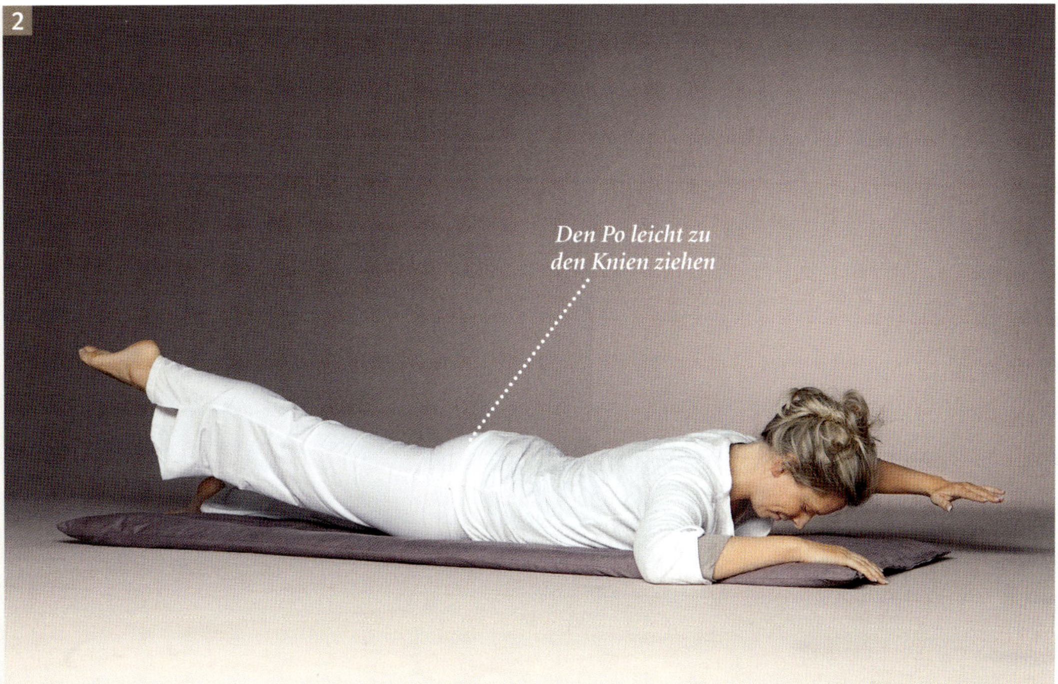

Kraulen ● Track 20

WIRKUNG
• Kräftigt die gesamte Muskulatur der Körperrückseite

➤ Legen Sie sich lang ausgestreckt auf den Bauch, die Arme liegen mit einem 90°-Winkel im Ellenbogen neben dem Kopf. Aktivieren Sie Bauch- und Beckenbodenmuskulatur.

➤ Heben Sie leicht den Kopf, der Blick bleibt auf den Boden gerichtet

➤ Heben Sie nun das linke Bein und den rechten Arm gestreckt einige Zentimeter vom Boden ab. Atmen Sie dabei auf einen »Pffff«-Laut aus, um gleichzeitig Ihren Beckenboden zu stimulieren. 2

➤ Wechseln Sie dann die Seite, legen Sie den rechten Arm und das linke Bein ab und heben Sie den linken Arm und das rechte Bein. Wiederholen Sie die Übung 8-mal pro Seite.

SO STEIGERN SIE IHREN ÜBUNGSERFOLG

Minimale Bewegungen nach oben reichen hier vollkommen aus. Denn wenn Sie den Arm und das Bein zu hoch heben, kann es leicht passieren, dass Sie ins Hohlkreuz fallen. Sollten Sie nicht gern auf dem Bauch liegen, weil Ihre Brüste schmerzen, legen Sie Ihren Bauch vom Schambein bis zum unteren Brustbein einfach auf einem Kissen ab.

PO UND OBERSCHENKEL

Für das Gesamtbild Ihres Körpers und eine schöne Silhouette sollte natürlich auch das Training von Po und Beinen nicht fehlen. Das Gewebe kann durch die Schwangerschaft vor allem am Po, an den Hüften und den Oberschenkeln hormonell bedingt weicher geworden sein. Durch gezieltes Training werden Haut und Muskulatur bald wieder straff und fest.

Bridging ⦿ Track 16

WIRKUNG

• Kräftigt den unteren Rücken und die Pomuskulatur

➤ Legen Sie sich auf den Rücken. Stellen Sie die Füße hüftbreit möglichst dicht am Po nebeneinander auf. Ihre Arme liegen neben Ihrem Körper.

➤ Aktivieren Sie ausatmend Ihre Beckenboden- und Bauchmuskulatur. Kippen Sie Ihr Becken, indem Sie die Lendenwirbelsäule zum Boden bringen. Dann rollen Sie fortlaufend, Wirbel für Wirbel, Ihre Wirbelsäule vom Boden hoch, bis Ihr Po in der Luft ist und Ihre Leisten gestreckt sind. 1

➤ Halten Sie die Position 15 Sekunden und senken Sie dann die Wirbelsäule wieder zum Boden ab. Wiederholen Sie die Übung 5-mal.

1

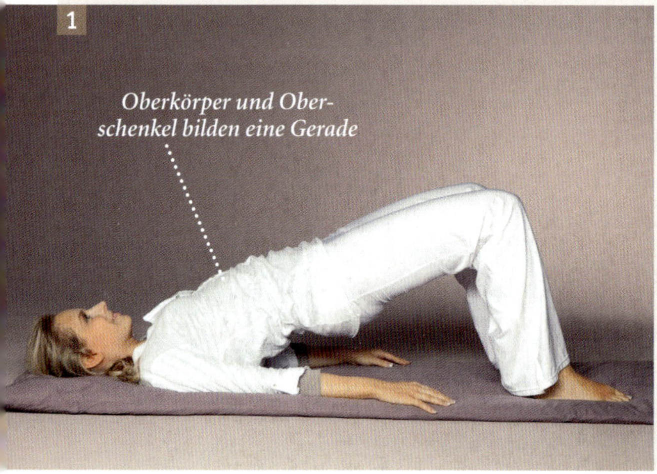

Oberkörper und Oberschenkel bilden eine Gerade

SO STEIGERN SIE IHREN ÜBUNGSERFOLG

Beim Bridging ist die Schwerkraft auf der Seite des Beckenbodens, er darf seine tragende Funktion abgeben und ist wunderbar entlastet. Nutzen Sie dies und trainieren Sie, während Sie Ihr Becken in der Luft halten, Ihre Basis. Lassen Sie den »Power-Tower« (siehe Seite 31) hochfahren, so kombinieren Sie die Gesäß- und Rückenmuskulatur mit Ihren Beckenbodenmuskeln.

Variante 1

➤ Statt die Position zu halten, senken Sie Ihren Po ein wenig ab und heben ihn ausatmend wieder an. Versuchen Sie dabei, den Beckenboden beim Heben zusätzlich zu aktivieren.

Variante 2

➤ Während der Po stabil in der Luft gehalten wird, strecken Sie ein Bein aus. Die Knie bleiben dabei auf einer Höhe. Halten Sie diese Position und zählen Sie bis 10. Bei dieser Übung wird besonders die Pomuskulatur trainiert und über die instabile Ausgangsstellung das Gleichgewicht und somit die tiefe, kleine Muskulatur angesprochen. 2

Variante 3

➤ Simulieren Sie in der Bridging-Position einen Wutanfall: Trampeln und stampfen Sie mit den Füßen schnell und laut auf den Boden. Dabei rufen Sie laut »oohhhhhhh!«. Sie spüren sofort die anregende Wirkung für Körper und Geist. 3

2

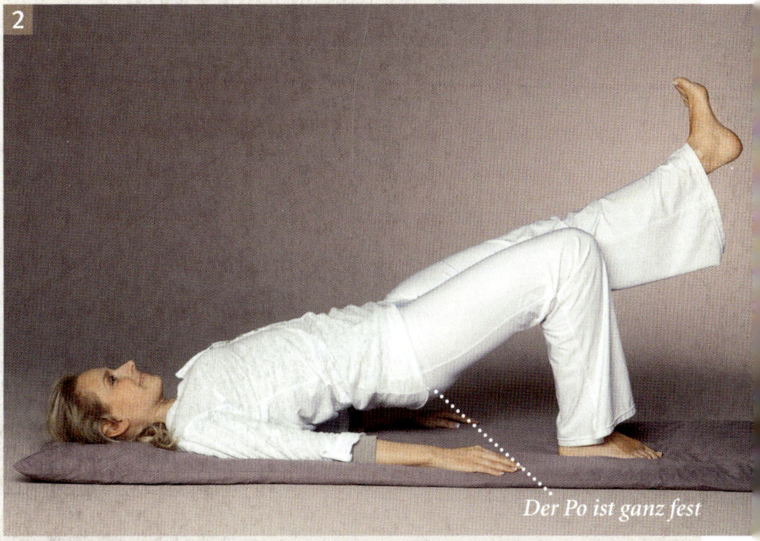

3

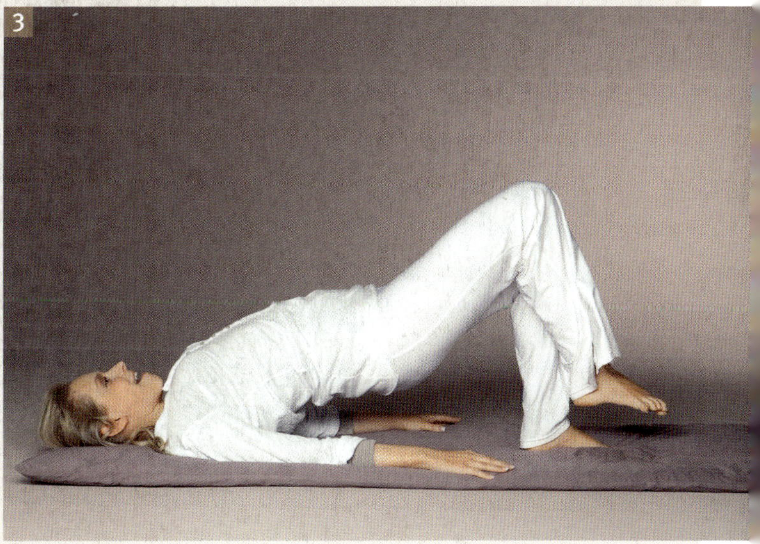

1

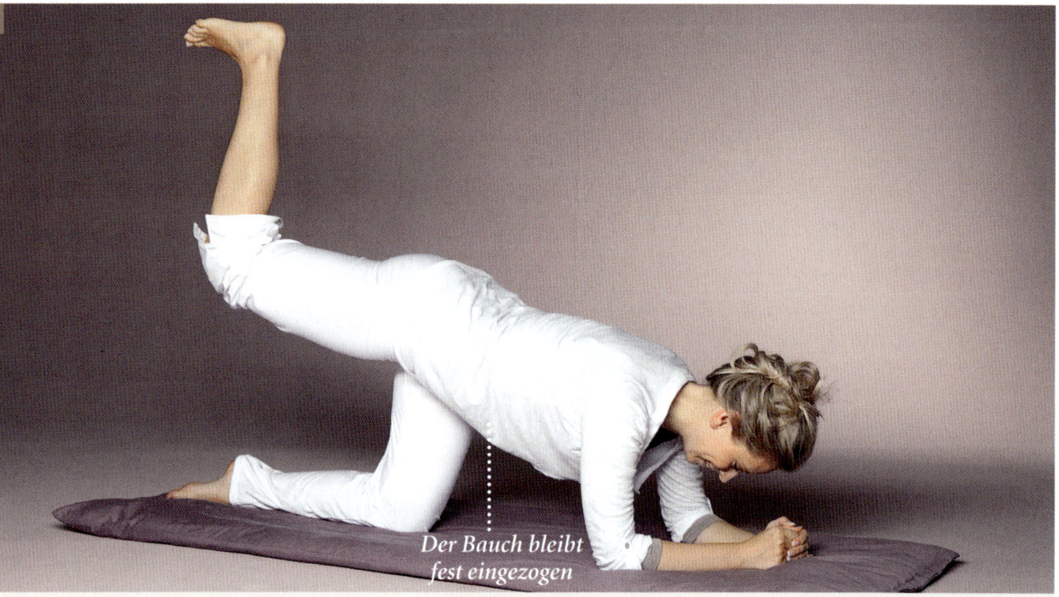

Po-Lifting

WIRKUNG
• Kräftigt die Gesäß- und Oberschenkelmuskulatur

➤ Gehen Sie in den Knie-Ellenbogen-Stand. Dabei stehen Ihre Knie direkt unter Ihren Hüftgelenken, Ihre Ellenbogen befinden sich unterhalb der Schultern, der Rücken ist gerade, der Blick zum Boden gerichtet.

➤ Aktivieren Sie Ihren Bauch und heben Sie ein Bein mit einem 90°-Winkel im Knie nach hinten oben ab, bis der Oberschenkel waagerecht (parallel zum Boden) steht.

➤ Heben Sie nun dieses Bein ein Stück weiter nach oben, als wollten Sie die Fußsohle an die Decke führen, und wieder herunter in die vorherige Position. Wiederholen Sie diese Bewegung 15-mal. 1

➤ Führen Sie dann dasselbe Bein ohne es zwischendurch abzusetzen, mit dem Knie Richtung Boden und heben es dann wieder etwas über die Waagerechte hoch. Wiederholen Sie diese Bewegung 15-mal.

➤ Halten Sie das Bein immer noch oben, strecken Sie aber nun das Knie aus. Das ganze Bein bildet nun die Verlängerung des Rückens.

➤ Führen Sie das Bein diagonal nach unten, sodass Sie Ihren am Boden liegenden Unterschenkel überkreuzen. 2

➤ Kommen Sie dann mit dem ganzen Bein wieder nach oben und etwas weiter nach außen. Wiederholen Sie diese Bewegung ebenfalls 15-mal und wechseln Sie dann die Seite. Machen Sie insgesamt 3 Durchgänge pro Seite.

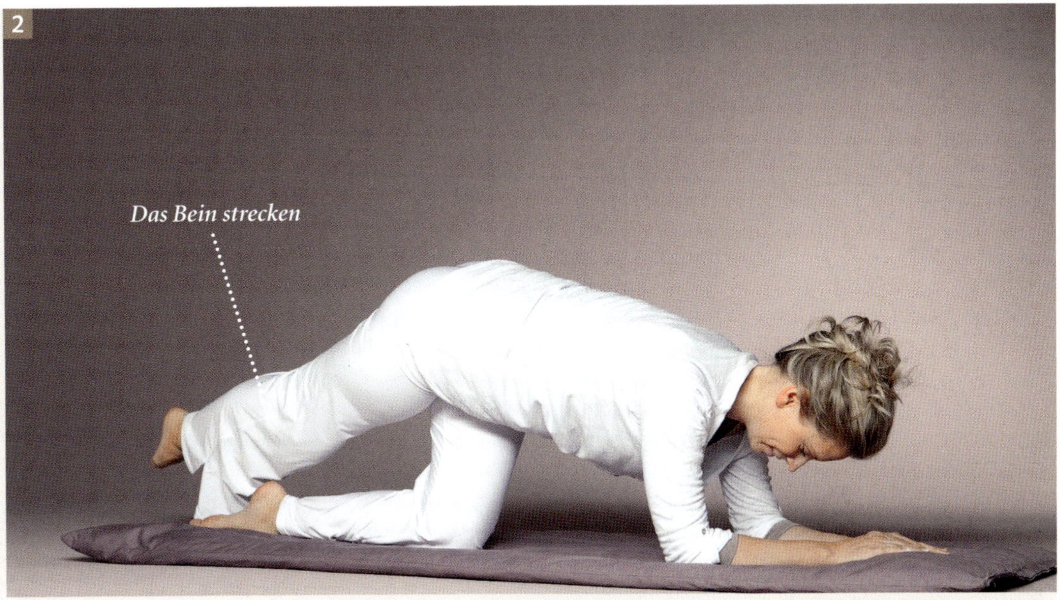

SO STEIGERN SIE IHREN ÜBUNGSERFOLG

Bei dieser Übung darf der Pomuskel ruhig ein wenig »brennen«. Sportwissenschaftler haben herausbekommen, dass Muskeltraining besonders effektiv ist, wenn man 3 Durchgänge insgesamt durchführt und der Muskel etwas weh tut. Wenn Sie keine Anstrengung spüren, machen Sie mehrere Durchgänge hintereinander, bevor Sie das Bein wechseln. Achten Sie bitte während der Übung darauf, dass Ihr Bauch die ganze Zeit eingezogen bleibt und Sie nicht ins Hohlkreuz fallen.

Variante für die Oberschenkelaußenseite

➤ Ausgangsposition ist der Vierfüßlerstand: Die Knie befinden sich unterhalb der Hüftgelenke, die Hände befinden sich leicht zueinander gedreht unterhalb Ihrer Schultern.

➤ Aktivieren Sie Ihre Bauchmuskulatur und heben Sie ein Bein angewinkelt nach außen oben hoch, vergleichbar mit einem Hund, der einen Baum markiert. 3

➤ Dann senken Sie Ihr Bein wieder fast bis zum Boden ab um es erneut hochzuheben.

➤ Wiederholen Sie die Bewegung 15-mal.

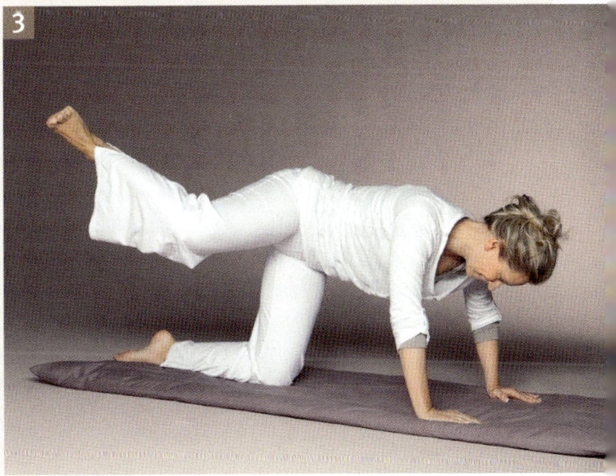

1

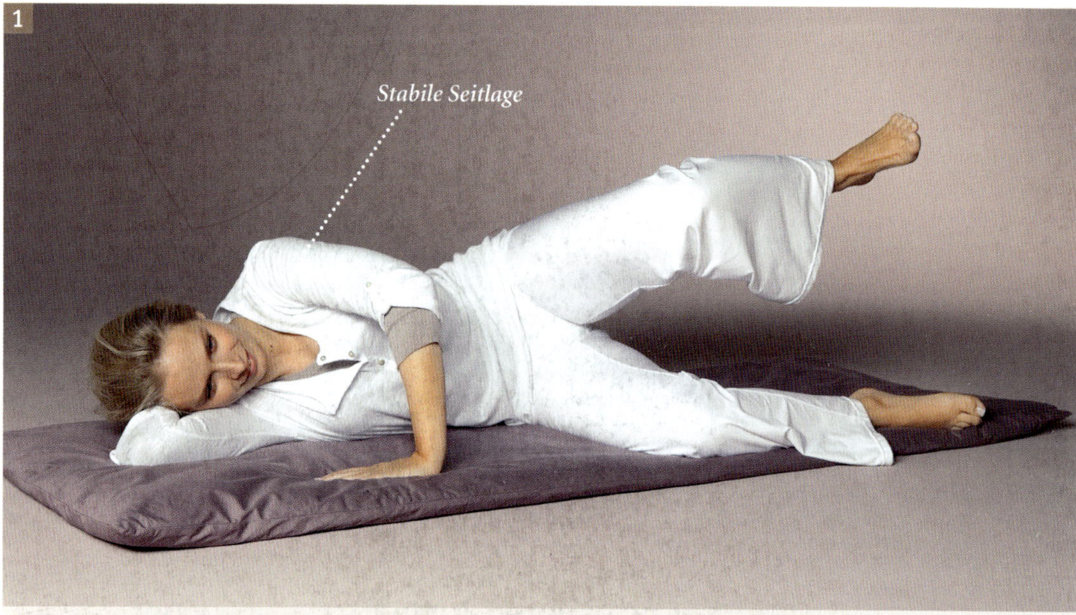

Po intensiv

WIRKUNG
• Kräftigt die Gesäßmuskulatur und die Muskulatur an den Oberschenkeln außen

➤ Legen Sie sich auf die Seite. Der Kopf liegt in Verlängerung der Wirbelsäule auf dem unteren Arm, der obere Arm stabilisiert Sie, indem die Handfläche vor der Brust aufliegt.

➤ Beide Beine bilden jeweils in den Knien und den Hüften einen rechten Winkel und sind vor Ihnen aufeinander am Boden abgelegt.

➤ Aktivieren Sie Bauch- und Beckenbodenmuskulatur und heben Sie nun ausatmend das obere Bein zur Decke. 1

➤ Wieder etwas senken, aber nicht ablegen. Heben und senken Sie das obere Bein, bis Sie Ihre Muskeln spüren, mindestens aber 15-mal. Dann wechseln Sie die Seite. Machen Sie jeweils 3 Durchgänge pro Seite.

Schwierigere Variante

➤ Binden Sie sich kleine Hanteln an Ihre Schnürsenkel, um die Wirkung der Übung zu verstärken. Sie können auch auf halber Höhe Ihr Bein in der Luft halten oder in Minibewegungen weiterüben.

SO STEIGERN SIE IHREN ÜBUNGSERFOLG

Halten Sie, während Sie Ihr Bein bewegen, die ganze Zeit die Bauch- und Beckenbodenmuskulatur aktiviert und atmen Sie fließend weiter. So können Sie sich auf einen straffen Po freuen, denn ein gut trainierter Beckenboden wirkt wie ein zusätzliches kleines Lifting.

Wandsitz

WIRKUNG
• Kräftigt vor allem die Oberschenkelmuskulatur der Vorderseite und den Po

➤ Stellen Sie sich mit dem Rücken an eine glatte Wand oder eine Tür. Setzen Sie Ihre Füße leicht gegrätscht circa 40 Zentimeter nach vorne.

➤ Aktivieren Sie Bauch- und Beckenbodenmuskulatur und rutschen Sie nun mit dem Rücken an der Wand nach unten, bis Sie ungefähr eine Sitzposition erreicht haben. Dabei drücken Sie weiterhin Ihren Rücken fest an die Wand. 2

➤ Versuchen Sie, weiterzuatmen und so lange wie möglich die Position zu halten.

➤ Richten Sie sich wieder auf, gehen Sie einige Schritte und versuchen Sie es erneut. Wiederholen Sie die Übung 5-mal.

SO STEIGERN SIE IHREN ÜBUNGSERFOLG

Diese Übung ist zwar schwer, aber sehr wirksam. Zählen Sie beim ersten Mal die Atemzüge und spüren Sie von Training zu Training, wie Sie kraftvoller werden. Erinnern Sie sich an die ersten Beckenbodenübungen (siehe Seite 29)? Dann lassen Sie doch auch einmal in dieser angedeuteten Sitzposition die Scheide hüpfen.

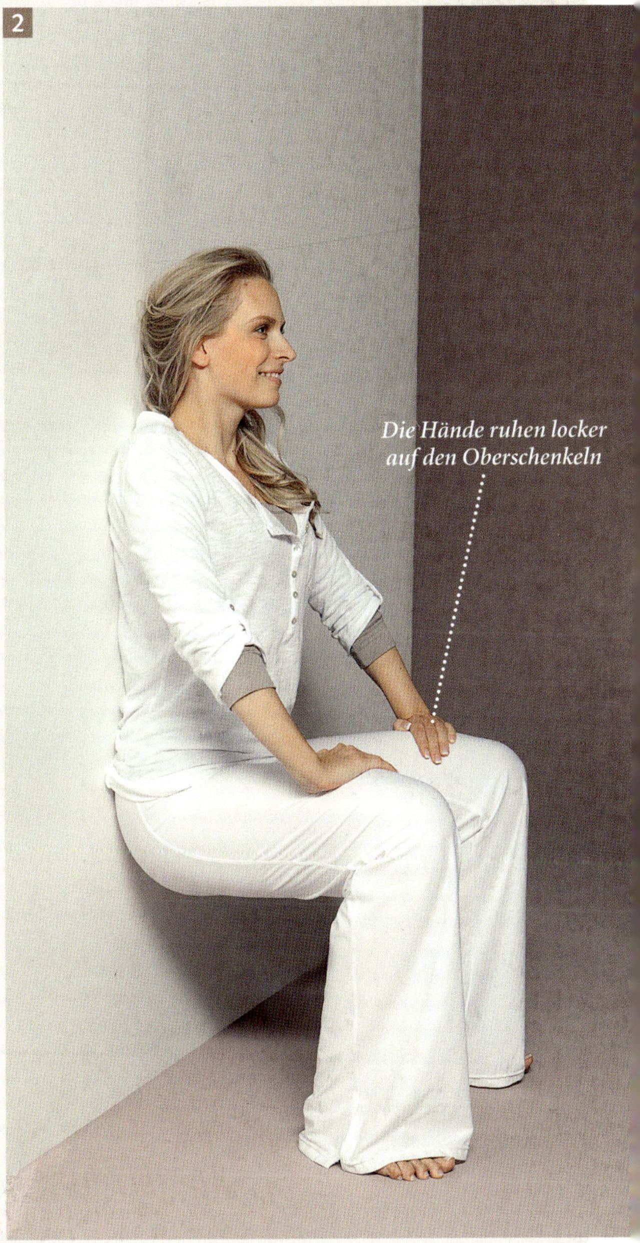

Beinheber außen

WIRKUNG

• Kräftigt die Oberschenkelaußenseite

➤ Legen Sie sich lang ausgestreckt auf eine Seite. Ihr Kopf liegt abgelegt auf dem unteren Arm. Die vordere Hand stabilisiert Sie, indem sie vor der Brust auf dem Boden aufstützt. Aktivieren Sie Ihre Bauchmuskulatur.

➤ Heben Sie nun das obere Bein zur Decke hoch. Dabei achten Sie darauf, dass die Fußspitze leicht nach unten zeigt, also die Ferse die Bewegung anführt. Damit verhindern Sie das Absinken Ihrer Hüfte nach hinten. 1

➤ Wiederholen Sie diese Bewegung mal langsam, mal etwas schneller und kleiner, bis Ihr Muskel sich bemerkbar macht, mindestens aber 15-mal. Machen Sie 3 Durchgänge mit kurzen Pausen dazwischen und drehen Sie sich dann auf die andere Seite.

Schwierigere Variante

➤ Binden Sie sich kleine Hanteln an Ihre Schnürsenkel, um die Wirkung der Übung zu verstärken.

SO STEIGERN SIE IHREN ÜBUNGSERFOLG

Auch bei dieser Übung sollte die leichte Bauchspannung während des gesamten Ablaufs gehalten werden. Führen Sie die Beinbewegung kontrolliert und ohne Schwung durch.

1

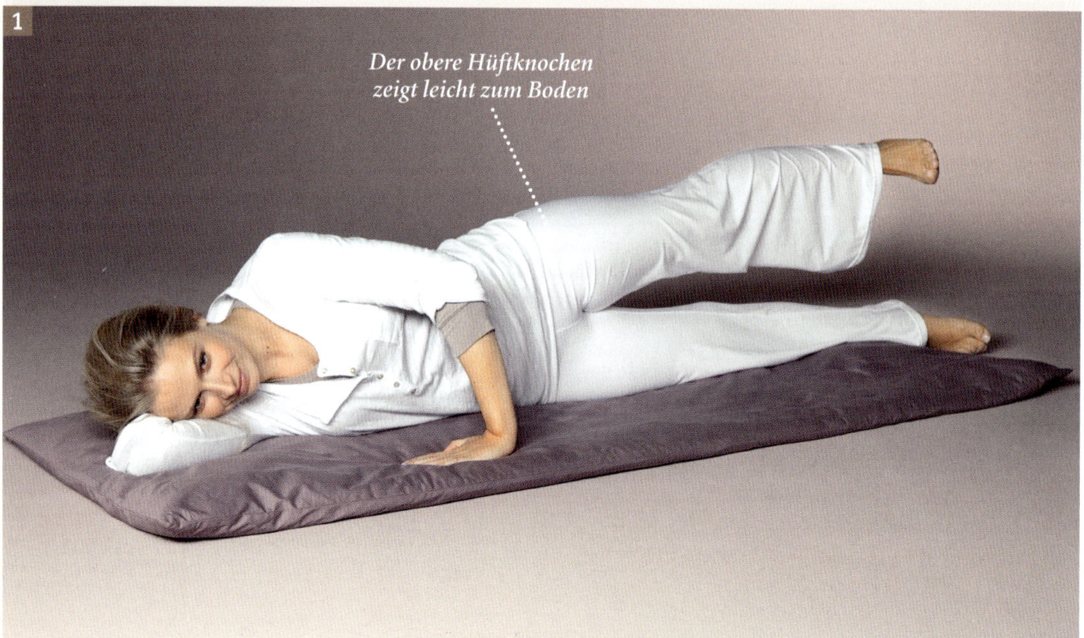

2

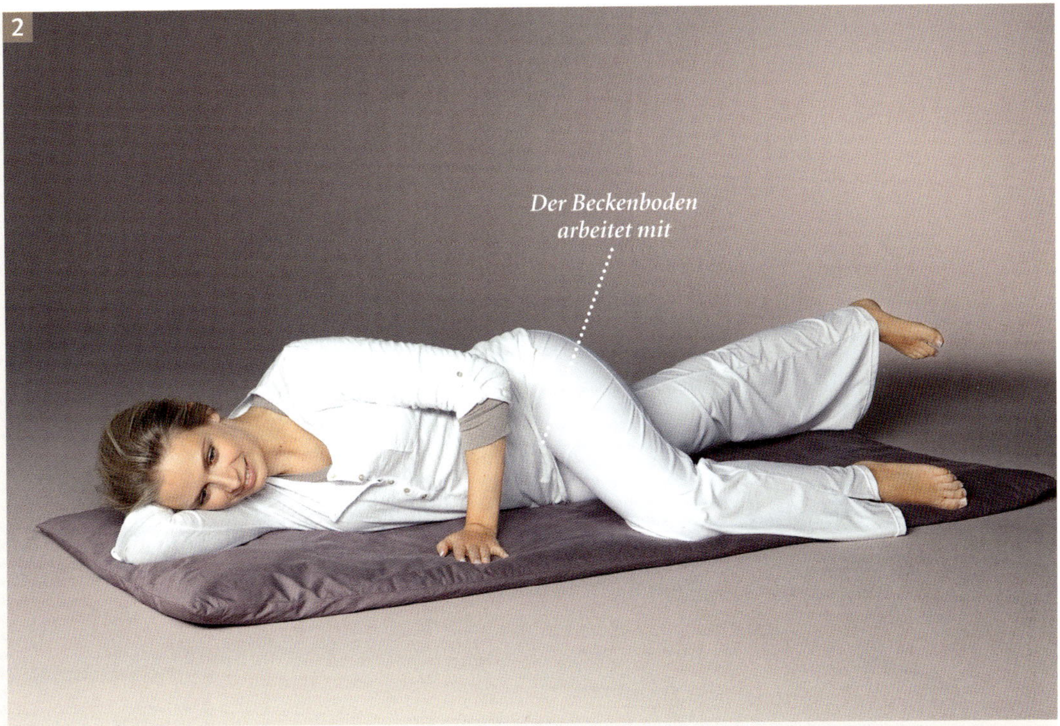

Beinheber innen

WIRKUNG

• Kräftigt die Oberschenkelinnenseite

➤ Legen Sie sich auf die Seite. Ihr Kopf liegt in Verlängerung der Wirbelsäule auf dem unteren Arm, der obere Arm stabilisiert Sie, indem die Handfläche vor der Brust aufliegt.

➤ Das obere Bein liegt so vor Ihnen am Boden, dass es einen rechten Winkel in Hüfte und Knie bildet. Das untere Bein ist lang ausgestreckt, der Fuß ist angezogen.

➤ Aktivieren Sie Ihre Bauch- und Beckenbodenmuskulatur und heben Sie das untere Bein ausatmend etwas an. 2

➤ Wiederholen Sie diese Bewegung mal langsam, mal etwas schneller und kleiner, bis Ihr Muskel sich bemerkbar macht, mindestens aber 15-mal. Machen Sie 3 Durchgänge mit jeweils kleinen Pausen und wechseln Sie dann die Seite.

SO STEIGERN SIE IHREN ÜBUNGSERFOLG

Um sich unnötiges Drehen von einer auf die andere Seite zu sparen, kombinieren Sie diese Übung mit der vorhergehenden (Beinheber außen). So hat jeweils eine Muskelgruppe Pause.

Register

Übungsregister

Dank der Autorin

Ein besonderer Dank geht an meine Redakteurin Monika Rolle und meine Lektorin Rita Steininger für die kompetente und geduldige Unterstützung. Ein großes Dankeschön an meine verständnisvolle Familie und natürlich auch an alle Teilnehmerinnen meiner Rückbildungsgymnastikkurse, ohne deren Feedback dieses Buch sicher niemals entstanden wäre!

Bücher und Adressen, die weiterhelfen

Bücher

Froböse, Prof. Dr. Ingo: **Das neue Rückentraining,** GRÄFE UND UNZER VERLAG, München

Gebauer-Sesterhenn, Birgit, und Praun, Dr. med. Manfred: **Das große GU Babybuch,** GRÄFE UND UNZER VERLAG, München

Guóth-Gumberger, Márta, und Hormann, Elizabeth: **Stillen,** GRÄFE UND UNZER VERLAG, München

Heller, Angela: **Nach der Geburt: Wochenbett und Rückbildung,** Thieme Verlag, Stuttgart

Höfer, Silvia: **Quickfinder Babys erstes Jahr,** GRÄFE UND UNZER VERLAG, München

Lange, Elisabeth, und Trunz-Carlisi, Elmar: **Straffe Formen,** GRÄFE UND UNZER VERLAG, München

Lang-Reeves, Irene: **Beckenboden. Das Training für mehr Energie** (mit CD), GRÄFE UND UNZER VERLAG, München

Röcker, Anna Elisabeth: **Beckenboden-Training: 50 Übungskarten zur Stärkung und Entspannung,** Verlag Random House, München

Röcker, Anna Elisabeth: **Beckenboden: Das ganzheitliche Übungsprogramm – mit Übungen aus den Bereichen Yoga, Pilates, Qi Gong, Feldenkrais,** Verlag Random House, München

Schmauderer, Achim: **Wirbelsäulengymnastik** (mit CD), GRÄFE UND UNZER VERLAG, München

Schulte, Astrid, und Blum, Maren: **Mama Happy,** GRÄFE UND UNZER VERLAG, München

Winkler, Nina: **Bauch, Beine, Po intensiv,** GRÄFE UND UNZER VERLAG, München

Adressen

A-K-tiv Therapiezentrum Eutin
Kerstin Schwarz
Ohmstraße 6
23701 Eutin
www.a-k-tiv.de
E-Mail: kerstin.schwarz@a-k-tiv.de

Arbeitsgemeinschaft Gynäkologie Geburtshilfe Urologie Proktologie im Deutschen Verband für Physiotherapeuten/ Krankengymnasten (ZVK) e.V.
Fundstraße 11
30161 Hannover
www.ag-ggup.de

Deutsche Kontinenz Gesellschaft e.V.
Friedrich-Ebert-Straße 124
34119 Kassel
www.kontinenz-gesellschaft.de

Deutscher Hebammenverband e. V.
Gartenstraße 26
76133 Karlsruhe
www.hebammenverband.de

Elanee-Beckenboden-Trainingshilfen
Grünspecht Naturprodukte
Urnenfelder Straße 34 e
85051 Ingolstadt
www.elanee.de

Österreichisches Hebammen-Gremium
Spörlinggasse 3-5/2
A-1061 Wien
www.hebammen.at

Schweizerischer Hebammenverband
Rosenweg 25 c
CH-3000 Bern 23
www.hebamme.ch

Lust zum Üben

Übungsbücher mit hochwertiger DVD oder Audio-CD

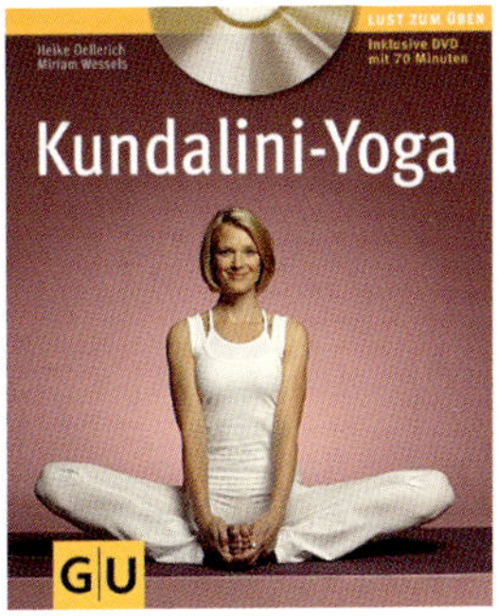

ISBN 978-3-8338-1529-4
80 Seiten | mit DVD

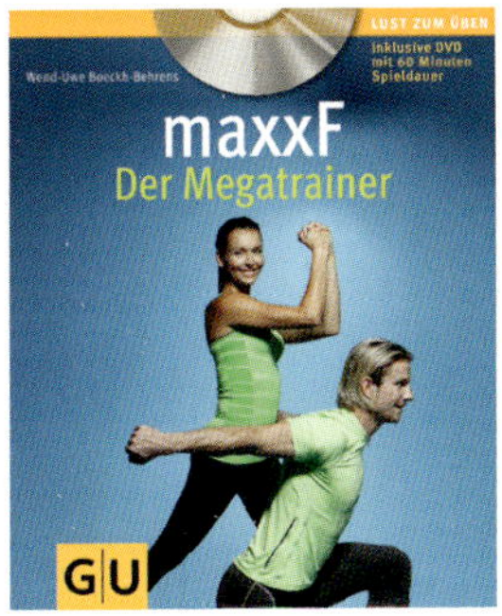

ISBN 978-3-8338-1369-6
80 Seiten | mit DVD

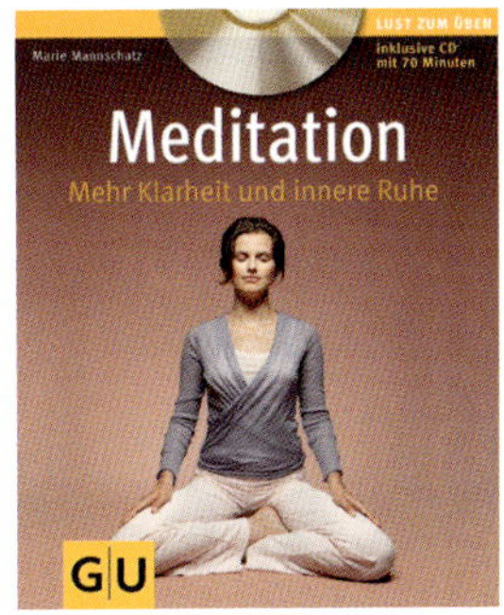

ISBN 978-3-8338-1816-5
80 Seiten | mit Audio-CD

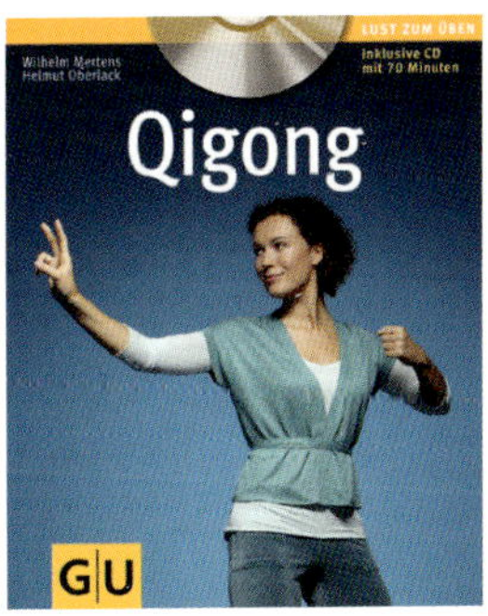

ISBN 978-3-8338-1995-7
80 Seiten | mit Audio-CD

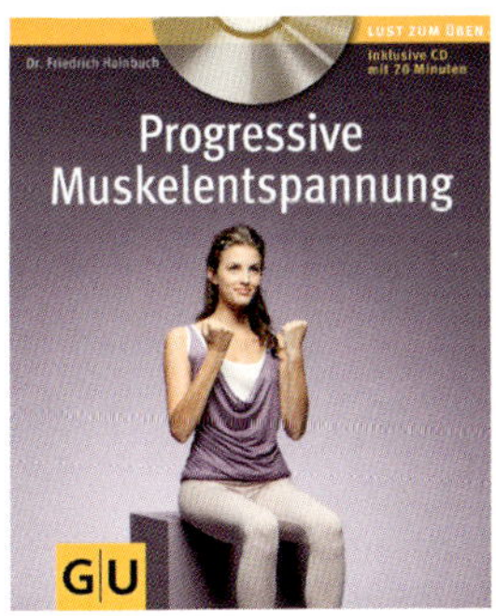

ISBN 978-3-8338-1817-2
80 Seiten | mit Audio-CD

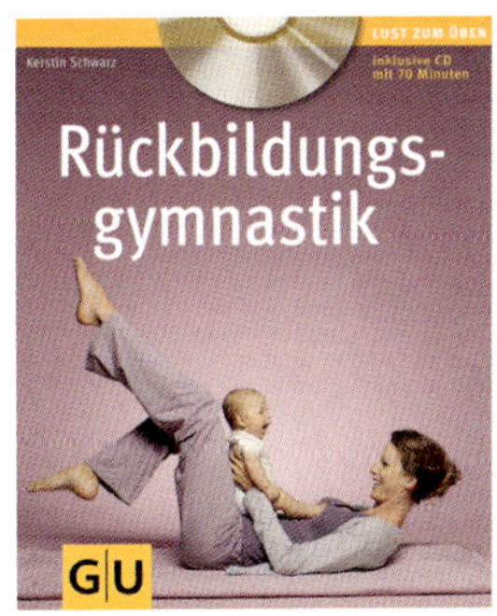

ISBN 978-3-8338-1780-9
80 Seiten | mit Audio-CD

Das macht sie so besonders:

Kurz und bündig – die wichtigsten Grundlagen

Exakt und ausführlich – die Übungsanleitungen

Motivierend – der Privatlehrer auf DVD oder Audio-CD

GU

Willkommen im Leben.

Impressum

Projektleitung: Monika Rolle

Lektorat: Rita Steininger

Satz: Christopher Hammond

Layout und Umschlaggestaltung: independent Medien-Design, Horst Moser, München

Herstellung: Markus Plötz

Lithos: Repro Ludwig, Zell am See

Druck und Bindung: Print Consult, München

ISBN 978-3-8338-1780-9

1. Auflage 2010

Wichtiger Hinweis

Die Inhalte in diesem Buch stellen die Meinung bzw. Erfahrung der Autorin dar. Sie wurden von ihr nach bestem Wissen erstellt und mit größtmöglicher Sorgfalt geprüft. Sie bieten jedoch keinen Ersatz für kompetenten persönlichen Rat. Jede Leserin ist für das eigene Tun auch weiterhin selbst verantwortlich. Weder Autorin noch Verlag können für eventuelle Schäden, die aus den im Buch gegebenen praktischen Hinweisen resultieren, eine Haftung übernehmen.

Bildnachweis

Fotoproduktion: Kay Blaschke, Johannes Rodach (Umschlagvorderseite)

Weitere Fotos: Getty: S. 4. GU-Archiv: S. 8 (Seckinger).

Illustrationen: Ingrid Schobel

Syndication: www.jalag-syndication.de

Dank für die freundliche Unterstützung der Fotoproduktion an:
- American Apparel
- Ludwig Beck, München

CD

Text: Kerstin Schwarz

Sprecherin: Alisa Palmer

Musik und Produktion: VIAS ENTERTAINMENT
VIAS ENTERTAINMENT is a unit of the VIAS PROJECTS GmbH

Umwelthinweis

Dieses Buch wurde auf chlorfrei gebleichtem Papier gedruckt. Um Rohstoffe zu sparen, haben wir auf Folienverpackung verzichtet.

Die GU-Homepage finden Sie im Internet unter www.gu.de

GRÄFE UND UNZER

Ein Unternehmen der
GANSKE VERLAGSGRUPPE

DAS ORIGINAL MIT GARANTIE – GU

Unsere Garantie

Alle Informationen in diesem Ratgeber sind sorgfältig und gewissenhaft geprüft. Sollte dennoch einmal ein Fehler enthalten sein, schicken Sie uns das Buch mit dem entsprechenden Hinweis an unseren Leserservice zurück. Wir tauschen Ihnen den GU-Ratgeber gegen einen anderen zum gleichen oder ähnlichen Thema um.

Liebe Leserin und lieber Leser,

wir freuen uns, dass Sie sich für ein GU-Buch entschieden haben. Mit Ihrem Kauf setzen Sie auf die Qualität, Kompetenz und Aktualität unserer Ratgeber. Dafür sagen wir Danke! Wir wollen als führender Ratgeberverlag noch besser werden. Daher ist uns Ihre Meinung wichtig. Bitte senden Sie uns Ihre Anregungen, Ihre Kritik oder Ihr Lob zu unseren Büchern. Haben Sie Fragen oder benötigen Sie weiteren Rat zum Thema? Wir freuen uns auf Ihre Nachricht!

Wir sind für Sie da!
Montag – Donnerstag: 8.00 – 18.00 Uhr;
Freitag: 8.00 – 16.00 Uhr
Tel.: 0180-5005054*
Fax: 0180-5012054*
E-Mail:
leserservice@graefe-und-unzer.de

*(0,14 €/Min. aus dem dt. Festnetz/ Mobilfunkpreise können abweichen.)

P.S.: Wollen Sie noch mehr Aktuelles von GU wissen, dann abonnieren Sie doch unseren kostenlosen GU-Online-Newsletter und/oder unsere kostenlosen Kundenmagazine.

GRÄFE UND UNZER VERLAG
Leserservice
Postfach 86 03 13
81630 München